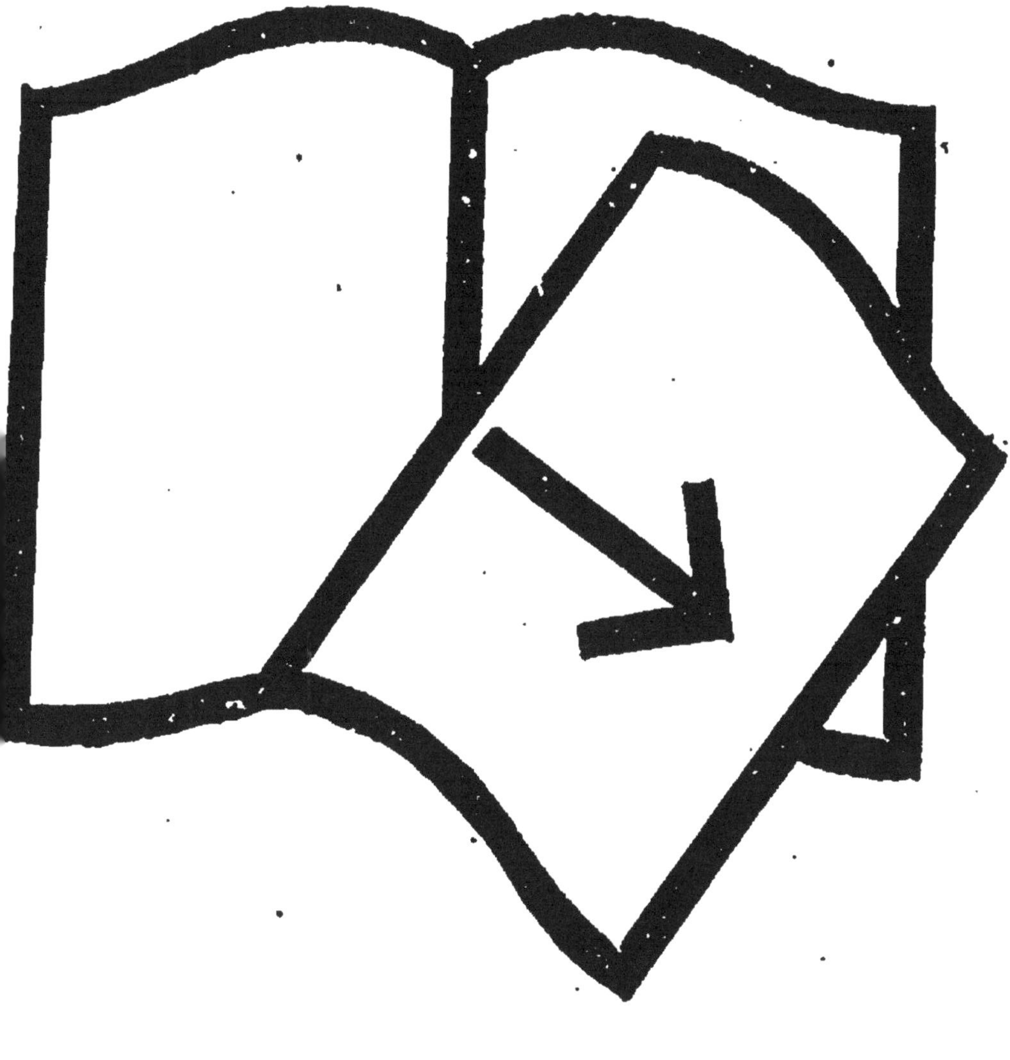

Couvertures supérieure et inférieure manquantes

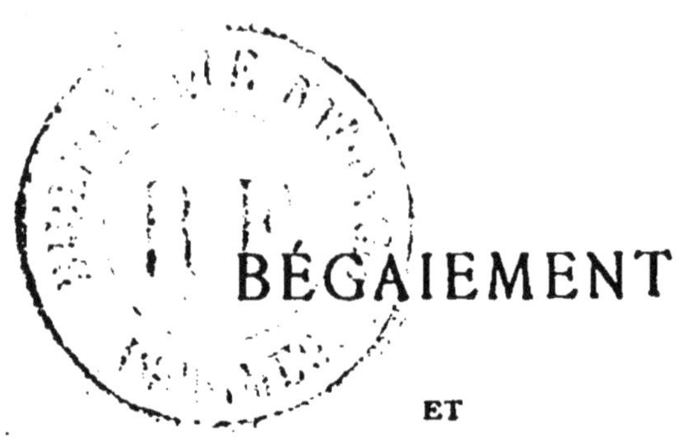

BÉGAIEMENT

ET

AUTRES DÉFAUTS DE PRONONCIATION

N° 23

T 22 45

PETITE ENCYCLOPÉDIE MÉDICALE

Collection de volumes in-18 raisin, cartonnés à l'anglaise, à 3 francs.

VOLUMES DÉJA PUBLIÉS

1 **Hygiène de l'oreille**, par le Dr MOUNIER, avec 5 figures dans le texte.
2 **L'Art d'administrer les médicaments aux enfants**, par le Dr Paul CORNET.
3 **Abus de l'Hygiène et des médicaments**, par le Dr Jacques NATTUS.
4 **Guide pratique pour le traitement des maladies de l'oreille**, par le Dr J. BARATOUX, avec 43 figures.
5 **L'Hygiène et le traitement du diabète**, par le Dr MONIN.
6 **Guide pratique pour le traitement des névroses**, par le Dr LAURENT.
7 **Les Teignes, leur traitement**, par le Dr BUTTE.
8 **Hygiène et salubrité de l'école**, par le Dr Raoul LAFON.
9 **Hygiène et traitement de l'Arthritisme**, par le Dr Maxime LEJEUNE.
10 **Hygiène et traitement des maladies du cœur**, par les Drs REGNAULT et AZOULAY.
11 **Hygiène des Fiancés**, par le Dr J. NATTUS.
12 **Les accidents de la première dentition**, par P. POINSOT.
13 **Skiascopie** applicative à l'examen des conscrits, par le major BILLOT.
14 **Nourrices sur lieu, Conseils aux jeunes mères**, par le Dr H. DROUET.
15 **Hygiène de l'enfance et de l'adolescence**, par le Dr E. VERRIER.
16 **Hygiène et traitement des maladies de la peau**, par le Dr E. MONIN.
17 **Le Conseiller de la jeune femme**, par le Dr L. CASSINE.
18 **Guide sanitaire des troupes et du Colon aux Colonies**, par le major VILLEDARY.
19 **Catéchisme maternel**, par le Dr DEGOIX.
20 **Les Excentriques ou Déséquilibrés du cerveau**, par le Dr MOREAU de Tours.
21 **Hygiène et traitement du cuir chevelu**, par le Dr H. FOURNIER.
22 **La médecine rationnelle avant l'arrivée du médecin**, par le Dr PERRIER.
23 **Bégaiement et autres défauts de prononciation**, par le Dr CHERVIN.
24 **Guide pratique pour l'extraction des dents, à l'usage des médecins**, par le Dr BRUNEAU.
25 **Hygiène de la peau**, par le Dr R. LAFFON.

PETITE ENCYCLOPÉDIE MÉDICALE
XXIIIe VOLUME

BÉGAIEMENT

et autres

DÉFAUTS DE PRONONCIATION

par

Le Dr CHERVIN
DIRECTEUR DE L'INSTITUT DES BÈGUES DE PARIS

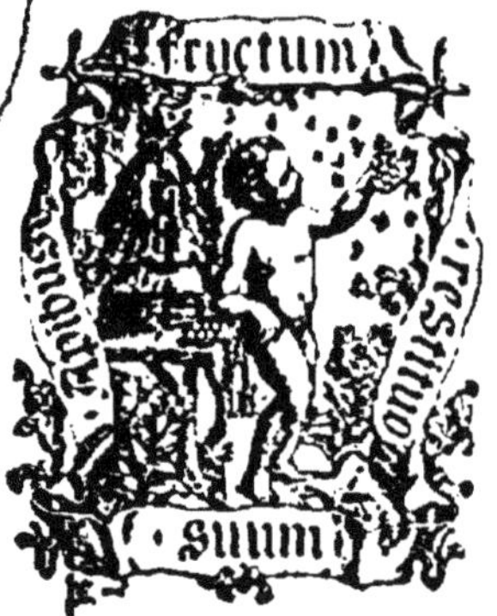

Ouvrage couronné par l'Académie de Médecine.

DEUXIÈME ÉDITION

PARIS
SOCIÉTÉ D'ÉDITIONS SCIENTIFIQUES
Place de l'École de Médecine
4, RUE ANTOINE-DUBOIS, 4

Tous droits réservés.

NOTE DE L'ÉDITEUR

DEUXIÈME ÉDITION

M. le Docteur CHERVIN a bien voulu, à notre demande, résumer, en quelques pages, des notions cliniques élémentaires sur les défauts de prononciation et notamment sur le bégaiement.

L'expérience acquise par près d'un demi-siècle de pratique de la *Méthode Chervin* donne une valeur particulière à ce travail.

La faveur avec laquelle a été accueillie la première édition montre assez que ce livre a été consulté avec fruit par tous ceux qui s'intéressent à la question soit comme médecins, soit comme malades.

Tout en conservant à la deuxième édition le caractère élémentaire et abrégé qui convient à notre *Petite encyclopédie médicale*, M. Chervin a augmenté cependant ce nouveau volume de quelques considérations pleines d'intérêt.

1896.

PREMIÈRE PARTIE

GÉNÉRALITÉS

CHAPITRE I

Du Rôle de la Parole dans la Société.

Dans un temps où l'on estime avec juste raison les hommes suivant leur valeur personnelle et les services qu'ils peuvent rendre à la Société, il n'est pas inutile d'appeler l'attention sur la parole. N'est-ce pas, en effet, l'une des fonctions biologiques les plus importantes, au point de vue social ? Quel rôle plus important que celui de la parole dans les relations des hommes ?

« La parole humaine vient de l'âme et va à l'âme. Elle est la messagère de l'idéal.

« N'avez-vous jamais réfléchi à cette force irréductible et changeante ; à cette puissance invisible et manifeste ?

« La parole (1) hors de nous s'élance et répand l'amour, la haine, le soupçon, l'enthousiasme, l'espérance. Levé avant l'aube des jours, le Verbe, semeur divin, sème la passion et la vie. Il imprime aux sentiments et aux pensées une sorte de frémissement continu semblable aux vibrations de la lumière ; il agite et répercute incessamment les ondes sonores de l'esprit. Parfois, comme une révélation soudaine, il illumine l'âme d'un homme, il éclaire et secoue l'âme d'un peuple. Il a la splendeur de l'aurore et la rapidité du rayon.

« Avez-vous vu, sous le souffle du vent, les épis se courbant et se relevant tour à tour ? C'est l'image de l'humanité agitée par la parole.

« L'opinion, disait Pascal, est la Reine du monde.

« La parole est la mère de cette reine auguste et misérable. Les révolutions, qui ne sont autre chose que les changements climatériques de l'opinion et qui, sorties des entrailles du Droit, s'incarnent dans le fait, ont été accomplies par la Parole. Elle fait le jour. Elle est lumière. Le progrès étant un accroissement de lumière dans les âmes et dans la Loi, la parole est son compagnon de route dans la marche ascendante du genre humain.

« A toutes les époques critiques de l'histoire,

(1) *Les révolutions de la parole*, par F.-D. Bancel. Paris, 1869.

aux heures solennelles qui changent l'axe moral du monde, elle sonne la diane, elle bat la charge, elle prophétise. De son sein tumultueux l'événement surgit. Elle engendre, elle répand, elle vulgarise, s'épanche, ruisselle, éclate, vivifie, et sur les sillons humains fait germer, lever et mûrir les idées, ce froment des peuples. »

Si la parole peut s'élever si haut et peser d'un tel poids sur les destinées humaines, quelle déchéance que la maladie de la parole !

Après la décrépitude mentale, ce sont assurément les troubles de la parole qui privent l'homme de ses attributions les plus nobles, les plus généreuses, les plus utiles.

La vie sans la parole libre, maîtresse d'elle-même, n'est-ce pas une sorte d'antithèse ?

La parole hésitante, troublée, c'est la nuit !

La parole libre, c'est la vie agissante intervenant à toute heure dans les relations humaines.

Presque tous les troubles de la parole laissent intactes les facultés de l'intelligence. Dès lors, quelles conditions plus lamentables que celle de l'homme qui a des idées qu'il veut, qu'il a besoin de communiquer à ses semblables, et qui ne peut y parvenir ?

Il vit au milieu de la société comme un nouveau Tantale. Il contemple les sources vivifiantes des relations sociales, il est obligé de s'en tenir éloigné, il ne peut y tremper ses lèvres, y rafraîchir son cœur.

Qu'on s'étonne après cela que le découragement, le désespoir même, s'emparent de quelques-uns !

L'homme privé du libre usage d'une parole claire et facile subit donc, de ce fait, une diminution dans sa vitalité, dans sa valeur sociale et presque dans son estimation de soi-même.

Dès lors les maladies de la parole doivent être au premier rang des préoccupations des médecins et des philanthropes.

CHAPITRE II

Classification des Troubles de la Parole.

Nulle fonction n'est plus délicate et plus complexe que celle de la parole. Il ne faut donc pas s'étonner que les troubles dont elle peut être l'objet soient aussi nombreux et aussi variés.

Pour nous reconnaître à travers ce dédale pathologique, nous allons essayer de faire une classification.

Dans l'état actuel de nos connaissances, il ne me paraît pas possible d'établir sur des bases anatomiques une classification des troubles de la parole. La psychologie et la physiologie nous fournissent seules des notions suffisamment précises pour appuyer un classement méthodique.

C'est du reste le parti auquel se sont arrêtés les quelques auteurs qui ont envisagé la question à ce point de vue général et synthétique.

Donc, si j'analyse les actes de la parole, je vois qu'ils se ramènent à trois groupes :

1° Élaboration des idées et des mots ;

2° Transmission coordonnée de ces idées aux organes chargés de les matérialiser ;

3° Fonctionnement des organes phonato-articulateurs : articulation des mots.

Une comparaison fera mieux comprendre le mécanisme de ce fonctionnement et je vais montrer qu'il en est un peu des actes de la parole comme des dépêches télégraphiques.

Pour envoyer un télégramme, il faut tout d'abord que le texte soit rédigé. Lorsque le libellé de la dépêche est parfaitement arrêté — ce qui correspond au travail d'élaboration des idées — il faut transmettre le télégramme. Or, pour que cette transmission s'effectue dans de bonnes conditions, il faut non seulement que les différents appareils qui transmettent la dépêche soient individuellement en bon état, mais encore qu'ils soient en parfaite relation entre eux. C'est ce que l'on désigne dans les actes de la parole sous le nom de transmission des idées aux organes et coordination des mouvements propres au langage articulé.

Il faut enfin que les récepteurs télégraphiques soient sensibles aux indications transmises ; ce qui correspond au fonctionnement des organes de la parole.

Il va sans dire que, dès qu'une perturbation quelconque vient à se produire dans l'accomplissement de l'un ou l'autre de ces actes, la parole s'en ressent,et déjà on peut prévoir qu'il y a trois groupes de troubles correspondant aux trois actes principaux de la parole.

Je vais montrer, en rappelant le mécanisme

du fonctionnement de chacun de ces actes, à quels accidents peuvent donner naissance les irrégularités commises dans la pratique de cette délicate fonction qu'on appelle le langage articulé.

I. — *Élaboration des idées et des mots.* — Pour parler, il faut naturellement avoir quelque chose à dire, et ce quelque chose ce sont les idées, les pensées, dont l'élaboration est le produit de ce qu'on appelle l'intelligence. « L'homme pense sa parole avant de parler sa pensée », a dit de Bonald.

Donc, tous les êtres doués d'intelligence peuvent parler, et, dans une certaine mesure, la caractéristique de l'intelligence d'un individu réside dans ses aptitudes plus ou moins grandes d'avoir des idées.

Le siège de l'intelligence, et par suite le laboratoire d'élaboration des idées est localisé dans les hémisphères cérébraux. Et l'observation clinique a permis à Broca et à ses successeurs de localiser dans certains points précis du cerveau, et dans des conditions de certitude absolue, diverses manifestations du langage.

Mais, jusqu'ici, l'anatomie pathologique, pas plus du reste que l'anatomie comparée ou la méthode expérimentale, ne permet encore de se rendre compte de toutes les manifestations de l'intelligence.

Sur beaucoup de points nous en sommes encore réduits aux hypothèses.

Pour parler, ai-je dit, il faut avoir des idées; j'ajouterai que pour avoir des idées il faut avoir des sensations.

La sensation est donc le fait psychologique initial et fondamental du langage. Mais il va sans dire que les sensations isolées, quelles qu'elles fussent, ne seraient pour ainsi dire d'aucune utilité pour l'intelligence sans la faculté que celle-ci possède d'associer les sensations et par conséquent les idées.

Cette association des sensations pour former des idées, et des idées pour former des mots, permet de se rendre compte du mécanisme par lequel se fait l'apprentissage et le développement de la parole, et je dirai tout de suite que c'est par la mémoire qu'on arrive à ce but.

Il va sans dire que, lorsque le travail si délicat d'élaboration des idées est l'objet de perturbations quelconques, la transformation des idées en mots en subira le contre-coup et avec une intensité correspondant au trouble des idées.

II.— *Transmission aux organes et coordination de leur fonctionnement.* — Lorsque l'idée est conçue et que la parole intérieure a fixé dans la mémoire le choix des mots à employer, la volonté intervient pour transmettre la pensée de la substance corticale des circonvolutions antérieures aux cellules bulbaires.

Si, pour une raison quelconque, la transmission

des ordres donnés par la volonté arrive d'une façon irrégulière à destination, il en résulte naturellement des troubles de l'articulation.

Le courant nerveux, tout comme le courant électrique, doit pouvoir circuler librement sur les fibres de transmission.

Il faut non seulement que les organes reçoivent l'ordre de fonctionner, mais encore que leur fonctionnement s'exécute avec précision et concordance et que par des mouvements régulièrement coordonnés les appareils respiratoire, phonateur et articulateur, concourent ensemble à la production de la parole.

Le pouvoir coordinateur du cerveau est de la plus haute importance et on peut dire qu'il grandit avec la netteté des sensations. Plus les sensations ont été nettement perçues, plus le pouvoir coordinateur du cerveau est grand, tandis que, lorsque les sensations s'affaiblissent, la coordination diminue.

Cette coordination des mouvements s'effectue grâce à des dispositions anatomiques qui permettent la mise en pratique des lois de conductibilité.

Le pouvoir coordinateur est congénital pour beaucoup de mouvements automatiques, comme les mouvements rythmiques de la respiration et de la circulation du sang. Mais l'exercice et par conséquent l'expérience augmentent notre pouvoir coordinateur sur une foule d'actes soumis à notre volonté et notamment sur les mouvements d'articulation des sons.

Kussmaul fait remarquer, avec juste raison, que certaines dispositions anatomiques, jointes à des faits cliniques très probants, mettent hors de doute l'importance de la moelle allongée dans la coordination des mouvements pour produire les sons.

Quant à la parole articulée, on sait depuis Broca que le centre de coordination en est situé dans la moitié postérieure de la 3e circonvolution frontale gauche. Mais différentes observations récentes font prévoir que si la 3e frontale gauche joue en pareille matière un rôle prépondérant, elle n'est pas seule à agir.

III. — *Fonctionnement des organes phonato-articulateurs.* — Il ne suffit pas qu'une idée soit conçue, qu'elle soit communiquée aux organes, il faut encore que ces organes fonctionnent, obéissent et exécutent les mouvements nécessaires pour changer l'idée en langage articulé.

Les troubles dans l'exécution matérielle sont nombreux, comme nous le verrons tout à l'heure.

Il peut se faire, en effet, que les ordres transmis régulièrement rencontrent des organes mal conformés, mal disposés ou impropres à l'exécution. D'un autre côté, des organes parfaitement bien conformés peuvent avoir un fonctionnement défectueux tenant à une fausse manœuvre. Des troubles de la parole peuvent donc être provoqués par le fonctionnement imparfait de l'un des organes phonateurs et articulateurs.

Je viens d'exposer sommairement en quoi consistent les trois actes de la parole et quel est le mécanisme de leur production. Je vais montrer maintenant quelle est la nature des troubles qui peuvent se produire par suite des perturbations organiques ou fonctionnelles dont ces actes peuvent être l'objet.

I. — *Troubles de la parole causés par des troubles de la pensée.* — Tous les troubles de la pensée ont un retentissement plus ou moins marqué sur la phonation et en désorganisent par conséquent le jeu normal.

C'est dire que les troubles de la parole, d'origine intellectuelle, sont multiples.

Pour nous retrouver dans ce chaos, je partage les troubles de la parole causés par des troubles de la pensée en deux catégories : troubles permanents, troubles passagers.

Dans la catégorie des troubles permanents, je place toutes les maladies mentales : folie, démence, idiotie, aberrations intellectuelles quelconques.

Quant aux troubles passagers, ils sont provoqués par la surprise, la frayeur, la timidité, la colère et toutes les émotions violentes. Ils ont en général peu de gravité et ne se manifestent que par une sorte d'hésitation de la parole qui rappelle le bégaiement, mais qui en diffère cependant en ce qu'il disparaît généralement avec la cause qui l'a fait naître.

II. — *Troubles de la parole causés par des troubles dans la transmission des pensées aux organes et coordination de leurs mouvements.* — J'ai montré tout à l'heure que lorsqu'une idée est conçue, il faut la transformer en sons articulés et que ce travail de transmission et de coordination est souvent troublé par des causes diverses.

Ces désordres de transmission et de coordination sont de deux sortes : les uns ont pour origine des troubles anatomiques, c'est l'aphasie qui se décompose en autant de formes principales qu'il y a de fonctions du langage : fonction centripète ou de réception dont les troubles se nomment surdité et cécité verbales ; fonction centrifuge ou de transmission dont les troubles se nomment aphémie et agraphie.

Les autres sont des troubles de coordination proprement dits dans lesquels aucune lésion anatomique quelconque n'a jusqu'ici été signalée : c'est le bégaiement et ses variétés.

III. — *Troubles dans l'articulation des mots.* — Pour que le fonctionnement des organes phonato-articulateurs et par conséquent l'articulation des mots soit irréprochable, il faut tout d'abord que les organes soient en bon état. Si quelque paralysie d'origine centrale ou périphérique vient à entraver l'innervation et à troubler l'un des rouages musculaires, il va sans dire que la parole s'en ressentira. C'est ce qu'on rencontre dans les paralysies labio-laryngées, dans les paralysies du voile du palais, etc., etc.

Si l'appareil vocal est atteint dans une de ses parties d'une malformation quelconque, c'est là une cause de troubles graves dans la phonation. C'est ce qui se produit par exemple dans les divisions palatines congénitales ou acquises, dans les becs-de-lièvre et dans les cas très rares d'absence de langue.

J'ajouterai encore les prononciations vicieuses, qui sont simplement le résultat d'un fonctionnement défectueux de la langue ou des lèvres. Elles constituent cette foule de défauts de prononciation que je désigne sous le nom générique de blésité, dont le zézaiement et le clichement sont les plus fréquents.

Je n'ai pas l'intention de décrire, dans ce petit volume, toutes les maladies de la parole. Je me contenterai d'aborder seulement — et le plus succinctement possible — un petit coin de la pathologie verbale. Je ne parlerai que des troubles susceptibles de guérison : bégaiement, blésité, etc.

DEUXIÈME PARTIE

BÉGAIEMENT

Chapitre III

Historique. — Statistique. — Diagnostic.

Historique. — Le bégaiement n'est pas une de ces nouvelles maladies sur lesquelles l'attention des contemporains a été appelée. Depuis la plus haute antiquité, on connaît le bégaiement : on en trouve la trace sur les monuments égyptiens, dans les papyrus de nos musées ; nous en trouvons une trace plus certaine encore dans la Bible. On sait que Moïse était atteint de bégaiement, et que ce n'est qu'à son corps défendant qu'il a accepté d'être le chef des Hébreux. Il y a même, à ce propos, dans la Bible, un passage très intéressant, non seulement à cause de l'importance du personnage qui en est l'objet, mais surtout à cause de la précision avec laquelle le bégaiement est relaté à une époque si loin de nous.

Voici, en effet, ce qu'on lit dans la Bible (Exod. 10-16). Moïse dit : « Seigneur, je vous prie de considérer que je n'ai jamais parlé facilement et, depuis que vous avez commencé à parler à votre serviteur, j'ai la langue encore moins libre et plus empêchée. » Le Seigneur lui répondit : « Qui a fait la bouche de l'homme ? Qui a formé le muet et le sourd, celui qui voit et celui qui est aveugle ? N'est-ce pas moi ? Allez donc, je serai dans votre bouche et je vous apprendrai ce que vous aurez à dire. — Je vous en supplie, Seigneur, repartit Moïse, envoyez un autre plus capable que moi. » Le Seigneur se fâcha contre Moïse, et lui dit : « Je sais qu'Aaron, votre frère, qui est de la tribu de Lévi, s'exprime aisément ; il va venir au devant de vous et, quand il vous verra, son cœur sera plein de joie. Parlez-lui et qu'il soit l'interprète de mes paroles. Je serai dans votre bouche et dans la sienne et je vous montrerai ce que vous aurez à faire. Il parlera pour vous au peuple, vous lui prescrirez ce qu'il faudra qu'il dise et il sera votre bouche. »

Si je voulais citer tous les bègues célèbres, je n'en finirais pas, car ils sont très nombreux ; mais il y en a un dont je tiens à donner le nom : c'est Battos. Battos était un roi de Lydie qui, paraît-il, était atteint de bégaiement, et ses sujets, voulant exprimer cette façon de parler qui leur paraissait singulière, au lieu de dire *bégayer*, disaient : *parler comme Battos*, d'où le mot grec βαττολογεῖν, dont les Latins ont fait plus tard *battare, begare,* etc., et nous *bégayer*. Voilà pourquoi je me suis permis de citer ce Battos qui, évidemment, ne méritait pas tant d'honneur, mais c'est parce qu'il est la source du mot que nous employons aujourd'hui. J'allais citer aussi Démosthène, mais je me suis arrêté, parce que, n'en déplaise à la légende, Démosthène ne devait pas être bègue. Démosthène était atteint d'un petit défaut de prononciation, il grasseyait probablement, et je pense que les leçons de son maître Satyrus n'étaient pas d'autres leçons que celles que pourrait donner aujourd'hui un professeur d'élocution. Ce professeur lui a enseigné la technique et la pratique de la parole, et c'est ainsi qu'il est devenu le grand et puissant orateur qu'on connaît.

Statistique. — Le bégaiement, lorsqu'il est prononcé, est, dans tous les pays, un cas d'exemption du service militaire. On comprend, en effet, qu'on ne puisse pas accepter sous les drapeaux des hommes qui, étant en sentinelle, pourraient ne pas être en état de crier: *Qui vive?* et risqueraient ainsi de compromettre la troupe qu'on les aurait chargés de protéger.

En France, il y a tous les ans mille conscrits environ qui sont exemptés du service militaire pour cause de bégaiement.

D'après une statistique très précise faite par mon père sur les documents officiels publiés par le ministre de la guerre relativement aux opérations du conseil de révision, la moyenne des exemptés est de 6,32 pour 1000 examinés. Cette moyenne permet d'évaluer à près de 1,300,000 le nombre des bègues des deux sexes et de tout âge existant en France.

Il est très curieux de suivre la répartition géographique du bégaiement en France. Mon père (1) a, en effet, calculé, pour chaque département, la moyenne des exemptés pendant vingt ans.

Mais, pour étudier plus facilement le groupement géographique, il faut faire un classement des départements par ordre de fréquence, selon la proportion des exemptés du service militaire pour 1000 conscrits examinés. Puis, suivant une très judicieuse méthode de mise en série des moyennes, mon père a classé tous les départements en cinq groupes :

I

13 Départements dont les moyennes sont comprises entre 0.63 et 3.57 pour 1000

Haut-Rhin	0.63	Moselle	2.34
Seine	0.95	Haute-Saône	2.78
Bas-Rhin	1.14	Meuse	3.12
Corse	1.25	Marne	3.21
Meurthe	1.57	Loiret	3.41
Aisne	2.00	Ille-et-Vilaine	3.55
Doubs	2.07		

(1) CHERVIN AINÉ. — *Statistique du bégaiement en France d'après le nombre des conscrits bègues exemptés du service militaire de 1850 à 1869.* — Mission scientifique; rapport à M. le Ministre de l'Instruction publique. Paris, 1878.

II

34 Départements compris entre 3.58 et 6 51

Côte-d'Or	3.58	Vendée	4.85
Nord	3.64	Aube	4.92
Rhône	3.79	Maine-et-Loire	4.99
Jura	4 01	Oise	5.06
Tarn	4.08	Loir-et-Cher	5.10
Loire-Inférieure	4.16	Puy-de-Dôme	5.10
Deux-Sèvres	4.27	Vosges	5.10
Ain	4.35	Eure-et-Loir	5.22
Pas-de-Calais	4.42	Nièvre	5.37
Yonne	4.49	Seine-Inférieure	5.66
Saône-et-Loire	4.50	Charente	5.71
Seine-et-Oise	4.52	Seine-et-Marne	5.78
Haute-Marne	4.54	Indre-et-Loire	5.90
Vienne	4.55	Haute-Vienne	5.98
Indre	4.65	Basses-Pyrénées	6.04
Morbihan	4.74	Ardennes	6.41
Côtes-du-Nord	4.77	Mayenne	6.51

III

23 Départements compris entre 6.52 et 9.45

Aveyron	6.59	Dordogne	7.82
Somme	7.06	Gironde	8.27
Haute-Garonne	7.16	Ardèche	8.4
Tarn-et-Garonne	7.28	Creuse	8.4
Charente-Inférieure	7.51	Calvados	8.6
Hautes-Alpes	7.52	Pyrénées-Orientales	8.7
Eure	7.54	Corrèze	8.7
Loire	7.55	Finistère	9.
Hautes-Pyrénées	7.76	Sarthe	9.
Lozère	7.78	Isère	9.1
Gers	7.79	Landes	9.4
Allier	7.80		

IV

10 départements compris entre 9.46 et 12.39

Hérault	9.58	Haute-Loire	10.85
Cher	9.93	Savoie	10.95
Ariège	9.98	Vaucluse	10.9
Aude	10.00	Orne	11.
Alpes-Maritimes	10.58	Manche	12.1

V

9 départements compris entre 12.40 et 15.33

Cantal	12 99	Haute-Savoie	14.51
Drôme	13.18	Var	14.79
Gard	13 29	Basses-Alpes	15.10
Lot	14.06	Bouches-du-Rhône	15.33
Lot-et-Garonne	14.15		

Plus la teinte est foncée
plus le départem^t compte
de Bègues exemptés pour
1000 examinés.
Les catégories présentent
entre elles une différence
de 2,9 ou 3 en chiffres
ronds
SOMME
OISE
AISNE
MARNE
AUBE
LOIRET
YONNE
INDRE
TARN
GERS
VOSGES
DOUBS
AIN
ISÈRE

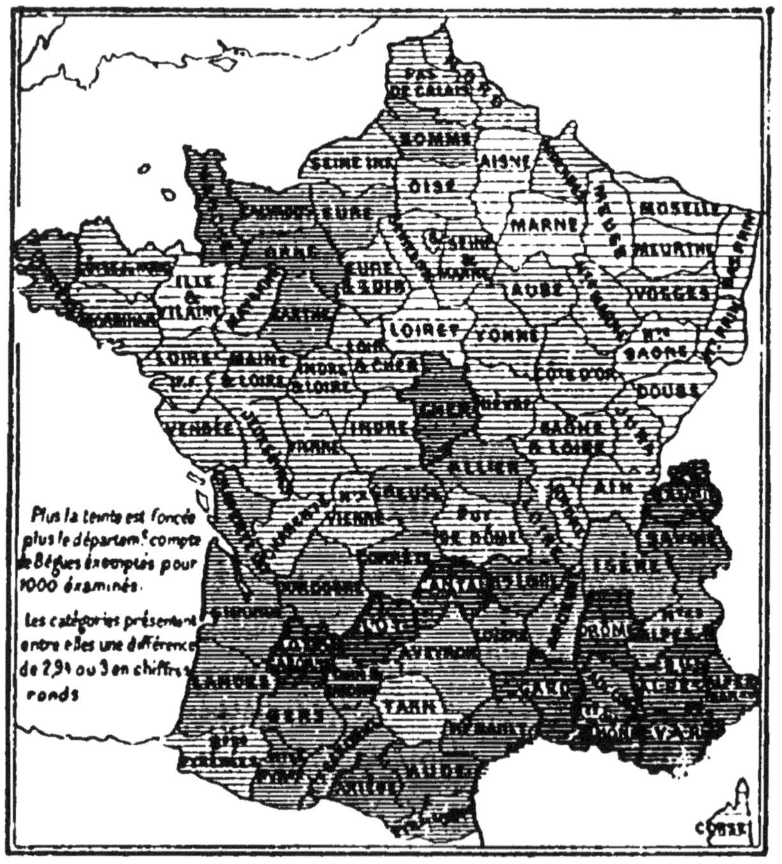

Fig. 1.

La carte (fig. 1) où les départements sont d'autant plus teintés qu'ils comptent plus de bègues, indique au premier coup d'œil que le

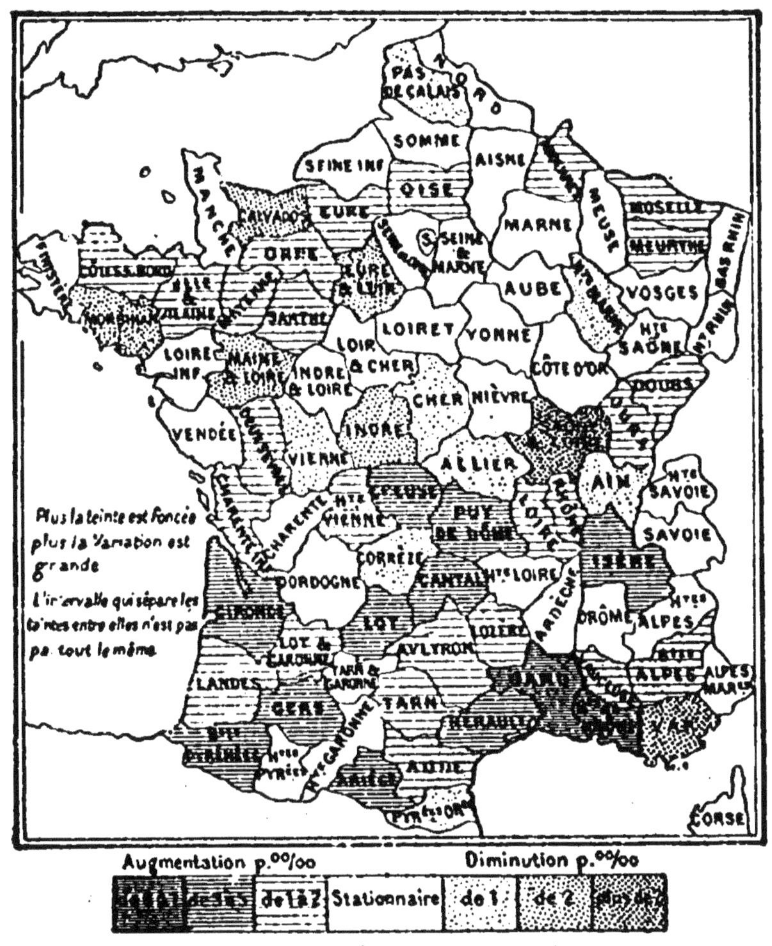

Fig. 2.

bégaiement est moins fréquent au nord qu'au midi, que le nord-est est le plus épargné, et le sud-est le plus maltraité.

Si on considère maintenant la carte (fig. 2) où se trouvent indiquées graphiquement les variations décennales subies par chaque département, on voit que c'est généralement dans le midi de la France que les augmentations se font sentir. En effet, à part le Var et les Pyrénées-Orientales, tous les autres départements où les variations ont été de quelque importance, tous, ont éprouvé une augmentation. C'est surtout dans le centre de la France, le Berry, la Touraine, l'Orléanais, que le bégaiement a diminué. L'Est et l'Ouest tendent, au contraire, vers l'augmentation.

Enfin, si nous partagions la France en deux régions, par une ligne menée de Genève à La Rochelle, nous compterions, dans la région du Nord, 14 départements où la moyenne a augmenté, et 11 où elle a diminué, tandis que dans la région du Sud il y aurait 24 départements présentant une augmentation et 4 seulement une diminution. Ainsi, le bégaiement augmente dans la région qui est déjà la plus maltraitée.

Diagnostic. — Il semblerait, étant donnée sa fréquence, que le bégaiement fût une maladie bien connue, bien déterminée, dont le diagnostic fût facile non seulement pour les médecins, mais encore pour les gens du monde.

Il n'en est rien. Je constate tous les jours que chacun a une conception particulière du bégaiement.

Cela provient, d'une part, de ce que le bégaiement n'a pas eu, jusqu'ici, les honneurs d'une description dans les traités classiques de pathologie et de pédiatrie.

D'un autre côté, je crois que les acceptions diverses du mot *bégaiement* dans notre langage contribuent à embrouiller un peu les idées sur ce qu'on doit entendre au juste par ce mot. En effet, ne désigne-t-on pas, sous le même nom de bégaiement, toutes les hésitations quelconques de la parole, depuis les premiers essais de langage du bébé et la parole incertaine de ceux qui ne savent pas bien ce qu'ils veulent ou ce qu'ils doivent dire jusqu'à la parole embarrassée des paralytiques généraux et le bégaiement authentique et véritable lui-même? N'a-t-on pas décrit le bégaiement dans d'autres organes que ceux de la parole?

Cette erreur d'appellation, qui paraît au premier abord insignifiante, peut entraîner à des erreurs de diagnostic ou tout au moins à des confusions regrettables. Il n'y a aucun inconvénient à classer sous la rubrique *mutisme* tous les cas de suppression totale de la parole, que ce mutisme soit provoqué par une surdité préalable ou par un état mental particulier. On sait ce que cela veut dire et les adjectifs qu'on peut y ajouter permettent de compléter la pensée principale : surdi-mutité, mutisme hystérique, ont un sens déterminé, indiscutable. Il y a, au contraire, un inconvénient sérieux à désigner sous le nom de *bégaiement* tous les embarras quelconques de la parole, même en les faisant précéder d'une restriction, en disant : *une sorte, une espèce* de bégaiement. Aussi, de même qu'on dit épileptiforme pour des symptômes se rapprochant de ceux de l'épilepsie, je propose, pour les cas où il ne s'agit pas du bégaiement proprement dit, *pour les sortes de bégaiement* en un mot, d'adopter l'appellation de *troubles pselliformes* ou pselliformités (de ψελλισμὸς bégaiement). Dans ma pensée, cette expression, parfaitement justifiée par les règles de l'étymologie, aurait l'avantage d'indiquer exactement les faits et de montrer très clairement que si ces troubles ont quelque ressemblance avec le bégaiement, ils n'en ont que la forme sans en avoir tous les caractères.

Il n'est donc pas inutile d'indiquer, en quelques mots, mais d'une manière précise, à quels signes il faut reconnaître le bégaiement vrai.

Je n'ai pas l'intention de faire ici un cours complet sur le bégaiement ni de décrire tous les phénomènes qu'il présente, je désire seulement indiquer brièvement les signes caractéristiques qui permettent d'affirmer ou de nier l'existence du bégaiement dans un cas donné.

Que faut-il donc entendre, à l'heure actuelle, par bégaiement ?

« Le bégaiement, dit M. le docteur Moutard-Martin (1), est un état choréique intermittent des

(1) Rapport à l'Académie de médecine sur la méthode Chervin pour le traitement du bégaiement, par M. Moutard-Martin, membre de l'Académie (*Bulletin de l'Académie de médecine*, séance du 25 août 1874).

appareils qui président à la phonation articulée, l'acte respiratoire y étant compris. »

A cette définition, très simple et très exacte, j'ajouterai cependant quelques explications.

Faut-il considérer le bégaiement comme un simple épisode local développé sur un terrain normal ou bien au contraire comme la manifestation plus ou moins bruyante d'un trouble mental général, d'une débilité générale nerveuse, d'une sorte d'inharmonie mentale ?

En l'état de la science, il me paraît difficile d'avoir une opinion exclusive. Bien que je sois tenté de ne pas considérer le bégaiement comme un simple accident de la phonation et de ne pas lui conserver ce caractère purement spécial à cette fonction, je crois cependant avoir vu nombre de cas où le trouble nerveux était bien faible si tant est qu'il existât.

Il y a là une question d'espèce qui fait que le bégaiement peut être considéré tantôt comme un trouble local de peu d'importance, tantôt comme un signe de dégénérescence ou la conséquence d'un état mental fort troublé.

Il faut, pour le moment encore, écarter les théories et attendre de l'examen patient et impartial des faits la consécration de l'une ou l'autre doctrine.

En ce qui me concerne, je crois plus sage de me tenir sur le terrain solide de l'observation clinique.

Les signes du bégaiement vrai sont au nombre de quatre :

1° Début dans l'enfance ;

2° Troubles respiratoires plus ou moins marqués ;

3° Intermittence ;

4° Disparition totale dans le chant.

Donc, laissant de côté la difficulté même d'articulation, qui n'est, en quelque sorte, que le décor, pour ne m'occuper que du fond même du sujet, je dirai que toutes les fois qu'on rencontre cet ensemble de symptômes on peut faire le diagnostic : bégaiement. D'un autre côté, j'affirme que si ces symptômes manquent, on n'a pas affaire au bégaiement proprement dit, mais à un autre trouble de la parole.

Examinons maintenant chacun de ces signes du bégaiement.

1°. — DÉBUT DANS L'ENFANCE

Causes. — Toutes les émotions violentes : peur, chute, mauvais traitements, peuvent occasionner le bégaiement sans pour cela qu'une lésion organique du cerveau intervienne.

Les exemples sont nombreux.

Un enfant de quatre ans, en se penchant à la

fenêtre pour voir courir un chat sur une gouttière, perd l'équilibre et tombe d'un premier étage. On le relève légèrement meurtri ; mais il lui est absolument impossible de parler sur le moment, tant le saisissement a été grand. Le lendemain la parole lui revient, mais.... il bégaie.

Un officier, en garnison en Algérie, était un jour à la promenade avec quelques amis. Son fils, âgé de six ans, veut aller à sa rencontre, fait seller une monture et part. Mais il se trompe de route et, ne voyant pas les promeneurs, il gagne un monticule pour les chercher du regard. Pendant qu'il explorait des yeux les environs, un fauve vint à passer à quelques pas de lui. L'enfant prend peur, tourne bride et rentre, à fond de train, au camp. On le descend de cheval et il raconte, en tremblant de tous ses membres, qu'il a vu une grosse *bbbbbète* noire, avec *dddes moumoumoumoustaches cocococomme* un chat. Dès ce moment, il est bègue.

Une fillette qui avait commis quelques peccadilles est enfermée dans un cabinet noir. Le papa, dans l'intention de rendre la leçon plus profitable, grossit sa voix et lui annonce que le croquemitaine va venir la chercher. La fillette pousse des cris, le père fait la sourde oreille. Puis, lorsqu'il pense que la punition a assez duré, il fait sortir l'enfant qui, pâle et défigurée, se jette à ses pieds toute tremblante en lui demandant *papardon*. Elle reste bègue.

Un enfant de dix ans, en rentrant de l'école de son village, est poursuivi par un gros chien qui pousse des aboiements et veut lui mordre les mollets. L'enfant effrayé rentre en courant à la maison paternelle, et depuis ce moment sa prononciation est hésitante, saccadée, difficile. Il est bègue.

A ces exemples que je pourrais multiplier à l'infini, j'ajoute le récit que j'ai reçu, il y a quelques jours, d'un jeune homme de 25 ans :

« Jusqu'à l'âge de six ans, m'écrit-il, je parlais sans aucune difficulté, quand, une nuit, le feu dévora notre maison. La flamme avait déjà envahi les deux premiers étages et j'habitais le troisième. Il n'y eut d'autre moyen de me sauver la vie que de me jeter par la fenêtre. Quatre hommes tenant des couvertures remplies de laine me reçurent et m'empêchèrent de me tuer dans ma chute.

» Après cet accident je restai deux jours dans un effroi continuel, sans pouvoir dire une seule parole. Le troisième jour la parole me revint, mais je bégayais. »

Des esprits curieux pourraient se demander pourquoi une impression vive quelconque occasionne le bégaiement, pourquoi cet enfant qui a eu peur est devenu bègue, tandis que son petit ami, son petit camarade, qui a pu éprouver des peurs bien plus grandes, ne l'est pas devenu ? Un de nos plus spirituels confrères, le Dr Lubansky, étudiant dans l'*Union médicale* (1) la part de l'hérédité dans la production des maladies, donnait

(1) Union médicale, p. 448, 17 mars 1883.

de ce fait l'interprétation suivante. A une personne atteinte d'une sciatique, il répondait : « Eh ! mon Dieu, vous me dites que vous n'avez personne dans votre famille atteint de cette affection, cela ne veut rien dire.

» De quelle famille s'agit-il donc ! se demande le Dr Lubansky. De deux ou trois personnes tout au plus, les seules que votre client ait pu connaître ; un infiniment petit en comparaison de la longue suite d'ancêtres dont nous descendons tous. Expliquez cela à votre malade et dites-lui carrément que s'il a une sciatique, c'est parce qu'un de ses aïeux a été frappé d'un coup de lance à la bataille de Marathon, que ce coup de lance a lésé un nerf, et qu'il en résulte une prédisposition aux névralgies pour toute la parenté du combattant jusqu'à la fin des siècles.

» Votre client sera flatté de l'antique et glorieuse origine que vous attribuerez à ses douleurs ; et vous lui aurez, peut-être, dit la vérité en riant. »

En est-il de même pour le bégaiement ? Faut-il remonter aussi haut ?

Je me hâte de dire que le bégaiement n'est pas toujours amené par des accidents. Il est des personnes qui ont toujours bégayé sans qu'on puisse rattacher leur défaut à aucune cause appréciable.

Chez d'autres, l'hérédité joue un rôle indéniable. D'autres fois on ne signale que des convulsions dans le jeune âge ou une nervosité très manifeste chez les ascendants. Il en est d'autres enfin, et en très grand nombre, qui ont appris à bégayer par imitation.

Que l'imitation soit volontaire, comme cela arrive pour les petits espiègles qui se moquent d'un serviteur, d'un voisin ou d'un camarade atteint de bégaiement en contrefaisant sa manière de parler ; que l'imitation soit involontaire, comme dans le cas d'enfants qui vivent avec des bègues et qui par conséquent reproduisent leur manière de parler par une sorte de contagion morale, il est certain que l'imitation joue un très grand rôle dans la production du bégaiement.

Aussi ne saurait-on surveiller avec assez de soin la parole des enfants.

Age de l'apparition. — On a certainement remarqué que les sujets qui font l'objet des observations que je viens de citer sont toujours des enfants. C'est qu'en effet, en règle générale, le bégaiement apparaît dans la première enfance, de 3 à 7 ans ; quelquefois un peu plus tard, mais très rarement après l'âge de dix ou douze ans.

C'est là un point très important sur lequel il faut appeler l'attention.

Les causes de la production du bégaiement exclusivement dans le jeune âge soulèvent un problème très ardu de psychologie et de physiologie expérimentale qu'il est fort intéressant d'aborder.

Toutes les impressions vives ont un retentissement réflexe considérable sur le cerveau. Lorsqu'un jeune cerveau est surpris par un événement inattendu, il en garde une impression d'autant plus considérable que l'enfant est plus sensible au réflexe.

Or, comme l'enfant a une tendance très grande à faire part des impressions qui viennent le surprendre, qu'y a-t-il d'étonnant que ce trouble momentané du cerveau, causé par l'émotion vivement ressentie, se transmette à la fonction qui sert à exprimer sa pensée, à la parole? que la pensée troublée, hésitante, engendre une parole hésitante et confuse ?

D'autant plus que le mécanisme si complexe et si délicat de la parole est une des habitudes physiologiques les plus lentes et les plus difficiles à acquérir. La délicatesse des rapports entre l'appareil phonateur et l'organe pensant fait que dans toutes les circonstances critiques la parole donne immédiatement le signal de la détresse nerveuse.

Parmi les accidents nerveux qui compliquent ou succèdent à la fièvre typhoïde, l'aphasie est quelquefois observée. Il est bien surprenant que la majorité de ces observations se rapporte à l'âge de 7 à 9 ans en moyenne, un très petit nombre seulement à l'adolescence, aucun à l'âge mûr. Or, la période de la vie qui présente le maximum d'aptitude morbide pour la fièvre typhoïde étant de 15 à 30 ans, il est incontestable que la grande fréquence des cas d'aphasie transitoire observée dans l'enfance indique une prédisposition réelle de l'âge aux troubles de la parole.

Donc le bégaiement débute presque toujours de 3 à 7 ans, rarement plus tard ; mais, pour ainsi dire, jamais après la puberté.

Bredouillement professionnel. — Je me hâte de dire, pour être complet, que si le bredouillement suit habituellement cette loi, certaine forme, que j'appellerai *bredouillement professionnel*, apparaît dans l'âge adulte, et dans des conditions qu'il n'est pas sans intérêt de faire connaître. Je veux parler d'une forme particulière de bredouillement que je n'ai rencontrée, jusqu'ici, que chez des ecclésiastiques.

On sait qu'il est enjoint à tous les prêtres de lire chaque jour le *bréviaire*. Il faut que les prières soient *lues* et non récitées, et, de plus, qu'elles ne soient pas seulement lues des yeux, mais encore qu'elles soient *prononcées*, *articulées*. Comme l'office est souvent très long et qu'il demande, par conséquent, beaucoup de temps, cette lecture articulée se fait naturellement assez vite. D'un autre côté, il va sans dire qu'au bout d'un certain nombre d'années la plupart de ces prières sont sues par cœur. Il en résulte que les yeux, la mémoire, la langue, les lèvres, qui devraient travailler en même temps, fonctionnent avec une véritable incohérence. La mémoire va plus vite que les yeux, les yeux plus vite que l'articulation ; de là une tendance chez certains sujets à précipiter le débit pour rattraper le travail des yeux et celui de la mémoire en avance sur l'articulation. L'habitude de lire précipitamment s'établit; toutefois, le plus souvent, l'articulation garde sa netteté habituelle. Mais il arrive aussi, chez certains sujets évidemment prédisposés, qu'au bout de fort peu de temps la prononciation devient extrêmement difficile, au point que la volubilité du débit se change en bredouillement. D'autres fois même, le trouble de la parole est plus grave encore par suite d'une *phobie verbale* (voir page 48).

Ce sont là, comme on voit, des conditions professionnelles particulières sur lesquelles — quelque intérêt qu'elles présentent — je ne veux pas m'arrêter afin de ne pas allonger outre mesure ce chapitre.

Sexe.—Le bégaiement est beaucoup plus fréquent dans le sexe masculin que dans le sexe féminin, et cela dans la proportion de 1 à 10. Cette différence tient probablement à ce que, aux âges d'apparition du bégaiement, le développement de la parole est beaucoup plus avancé, plus complet, chez la fillette que chez le petit garçon. La concordance fonctionnelle entre le cerveau et les organes de la parole étant mieux établie, les troubles sont plus rares et l'action réflexe a un retentissement beaucoup moindre sur leur production.

A ces considérations psycho-physiologiques qui

ont une très grande importance, j'en ajouterai une autre, d'un ordre beaucoup plus modeste, mais qui a, je crois, une certaine valeur : c'est la différence d'éducation.

Le petit garçon n'est jamais si heureux que lorsqu'il peut grimper, courir. Il tombe, il se bat, se dispute, reçoit des coups et en donne, toutes circonstances où les causes productrices du bégaiement se rencontrent assez souvent.

La petite fille, plus calme d'ordinaire et en tous cas plus surveillée, reste davantage à la maison sous l'égide maternelle. Ses jeux sont moins bruyants et elle évite ainsi beaucoup mieux que son petit frère les accidents divers qui peuvent amener le bégaiement.

Quoi qu'il en soit, il n'est pas très commun de voir le bégaiement apparaître tout d'un coup avec une grande intensité ; il ne se montre ordinairement que peu à peu.

La parole est d'abord hésitante, les syllabes sont répétées de temps en temps, puis la difficulté allant en augmentant impatiente l'enfant et provoque chez lui la colère ou le découragement, suivant son caractère. Il arrive souvent que les enfants se condamnent d'eux-mêmes au mutisme, tant ils reconnaissent l'inanité de leurs efforts pour vaincre la difficulté qui les met en butte aux brusqueries ou aux moqueries de leur entourage.

2°. — TROUBLES RESPIRATOIRES

En dehors des grimaces, des mouvements choréiformes des membres et même du plus ou moins de difficulté que le bègue rencontre pour parler, il faut noter — et noter avec le plus grand soin — comment s'effectuent les mouvements respiratoires pendant la parole.

Quiconque examine attentivement un bègue constate, en effet, que le rythme respiratoire est détruit chez lui. C'est là le symptôme important dont le plus ou moins de gravité fixera le pronostic.

Physiologiquement, l'air employé à produire des sons articulés doit pénétrer sans effort dans les poumons en passant par la bouche pour suivre le même chemin à sa sortie.

Il s'en suit que le rythme respiratoire se compose de trois temps : 1° repos ; 2° inspiration buccale ; 3° expiration buccale ; qui doivent se succéder sans interversion, la parole devant se produire uniquement et exclusivement pendant l'expiration.

Or, chez le bègue, les choses ne se passent pas avec cette régularité.

1° Celui-ci veut parler pendant l'inspiration, à la façon des ventriloques ; et, de plus, au lieu de prendre l'inspiration naturellement et sans effort, il aspire l'air violemment, bruyamment. Il prononce, pendant ce temps, les premières syllabes du mot dans une sorte de jappement, mais les syllabes suivantes sont forcément arrêtées. Il recommence une fois, deux fois ; il recommence jusqu'au moment où, faisant un grand effort sur lui-même, il prend une grande inspiration, — aspirée comme toujours, — prononce, comme tout à l'heure, les premières syllabes du mot ; puis, se trouvant arrêté et ayant encore la poitrine pleine d'un air soumis à une pression considérable, il veut se débarrasser de ce poids qui, dans sa pensée, met obstacle à sa parole. Mais, cette fois, au lieu de contracter les muscles inspirateurs, il fait cesser la contraction et le reste de la phrase s'échappe dans une sorte de soupir.

Ce bégaiement est de beaucoup le plus pénible pour ceux qui en sont atteints. Cette respiration tour à tour haletante, entrecoupée, les fatigue, et ils accusent tous un sentiment de gêne, d'oppression à la poitrine, qui les empêche de parler longtemps. C'est la forme de bégaiement que j'appelle *bégaiement inspiré*.

2° Celui-là parle pendant l'expiration, c'est le *bégaiement expiré*. Mais il s'y prend mal et ne sait pas utiliser pour la phonation l'air qui a été introduit dans ses poumons par une inspiration plus ou moins normale, mais suffisante cependant.

Au lieu de commencer à parler dès qu'il commence à expirer l'air, comme cela se fait à l'état physiologique, il laisse échapper une grande partie de l'air en pure perte (*bégaiement expiré, par anticipation*). Non qu'il n'ait pas l'intention de s'en servir, mais parce que les organes phonateurs n'obéissent pas, que ses cordes vocales ne vibrent pas. Lorsque, enfin, il parvient à faire entendre un son, il n'a presque plus d'air dans la poitrine. Il veut néanmoins profiter de ce qu'il est lancé pour finir sa phrase ; mais, sous l'effort violent qu'il fait pour pousser les syllabes les unes sur les autres, il use bientôt toute sa provision d'air. Il pousse toujours, il pousse jusqu'à ce que la dernière vésicule pulmonaire se soit vidée du dernier globule d'air, car il a devant les yeux la peur de ne pouvoir recommencer sa phrase. Il arrive ainsi épuisé, essoufflé, au bout de sa provision d'air, sans avoir pu articuler autre chose que quelques syllabes étouffées, péniblement prononcées. Au vide complet de sa poitrine succède naturellement une respiration plus copieuse qui lui suffirait amplement pour prononcer toute une phrase ; mais le même phénomène se produit, il dépense encore en pure perte, sans s'en servir, la plus grande partie de l'air inspiré. Et les choses se répètent ainsi jusqu'au moment où, dans un effort vigoureux de volonté, il oblige ses cordes vocales à vibrer. Il pourrait donc profiter ainsi de tout l'air qu'il a amassé dans ses poumons. Mais l'habitude qu'il a contractée de vouloir parler tant qu'il lui reste un peu d'air dans la poitrine l'entraîne à commettre la même faute, et sa diction, si elle a été possible, est toujours entrecoupée et pénible pour lui et pour ses auditeurs.

Dans d'autres cas, au lieu de diriger le courant d'air de l'expiration par la bouche, le bègue le dirige par les fosses nasales (*bégaiement expiré nasal*). Il est bien évident, dès lors, que, lorsque ce fait se produit, aucune syllabe ne peut être prononcée, surtout si l'expiration est entièrement lancée dans le nez. Cela va encore à peu près pour un grand nombre de consonnes, tant que le courant d'air n'est que divisé entre la bouche et les fosses nasales ; mais il y a cependant certaines consonnes qui réclament l'emploi d'une grande précision et d'une grande quantité d'air, — ce sont les consonnes explosives, — celles-là ne peuvent absolument pas sortir. C'est alors que nous voyons ces malheureux bègues s'arrêter sur ces consonnes explosives jusqu'à ce que l'impulsion aérienne soit assez puissante pour détacher les lèvres dans le P ou abaisser la langue dans T et K.

3° Enfin, il est bien évident que le bégaiement n'est pas toujours aussi nettement caractérisé que nous venons de le décrire. Il arrive souvent que le bégaiement se produit tantôt dans l'inspiration, tantôt dans l'expiration. C'est à cette variété que j'ai tout naturellement donné le nom de *bégaiement mixte*. C'est également à cette catégorie qu'il faut rattacher ceux qui parlent avec une telle précipitation qu'ils suppriment le temps si important du repos. De telle sorte que, très rapidement, ils sont placés dans les conditions d'un coureur inexpérimenté : ils sont haletants, fatigués, à bout d'haleine et dans l'impossibilité absolue, par fatigue respiratoire, de continuer à parler.

3°. — INTERMITTENCE

L'intermittence est un signe important à noter dans l'étude du bégaiement ; mais il acquiert surtout de la valeur lorsqu'il est joint aux trois autres signes que j'ai indiqués. En effet, l'intermittence est la règle dans le bégaiement : tel qui, tout seul dans sa chambre, lira et parlera des heures entières sans bégayer, ne pourra pas, tout d'un coup, à quelques minutes d'intervalle, articuler la moindre syllabe sans la plus grande difficulté.

En général, on bégaye moins sur les voyelles que sur les consonnes. La raison en est simple : les voyelles sont des sons simples ; les consonnes, au contraire, sont des accidents de ces sons simples. Il s'ensuit que si les troubles de motilité sont particulièrement marqués chez le sujet, si la langue est agitée convulsivement, ou si, au contraire, elle éprouve certaines contractures, les mouvements nécessités pour la production des consonnes ne se produisent pas facilement et alors l'hésitation se manifeste : c'est pour cela que le bégaiement se montre davantage dans les consonnes diphtongues, qui sont des consonnes doubles, que dans les consonnes simples.

Ordinairement, le bégaiement est moins accentué dans la lecture que dans la conversation. Moins dans la lecture à voix basse que dans la lecture à haute voix.

Si on a le soin de parler avec le bègue; si, devinant les mots qu'il va prononcer, on les lui dit à l'avance, il est considérablement aidé. S'il est en colère, oh! alors ce n'est plus du bégaiement: chez quelques-uns, c'est du mutisme complet; chez d'autres, au contraire, la parole coule comme de source. Mais, en général, que le bégaiement soit très marqué ou qu'il soit faible, si la personne est seule dans sa chambre, elle ne bégayera plus; elle lira, tant qu'on voudra, toute seule; elle se fera des petits discours à elle-même, elle ne bégayera pas. Voyez plutôt un petit garçon qui joue avec le chat, il ne bégaye pas du tout; voyez une petite fille qui joue avec sa poupée, elle ne bégaye pas; mais adressez-lui une question à l'improviste, la plus simple, la plus élémentaire, immédiatement sa parole se trouble: elle ne se sent plus confiance; elle ne sent plus la direction de sa pensée comme lorsqu'elle était seule, qu'elle commandait à sa poupée ou à son petit chien, et qu'elle se sentait maîtresse absolue.

Il y a des bègues qui attribuent aux saisons, aux phénomènes atmosphériques ou hygrométriques, une influence sur leur bégaiement. Les uns incriminent le premier quartier de la lune, les autres la pleine lune; pour d'autres, ce sera le temps sec; il y en a enfin qui prétendent que l'humidité leur rend la langue plus épaisse. Je n'attache pas, pour ma part, une grande importance à ces circonstances physiques; cependant je conviens que, lorsqu'il y a des dépressions barométriques considérables, le bégaiement peut en être augmenté. Nous sommes tous plus ou moins influencés par ces circonstances atmosphériques, et il n'est pas étonnant que la parole des bègues s'en ressente, mais ce n'est pas autre chose.

On a prétendu que le chloroforme augmentait le bégaiement, et quelques médecins de l'armée n'ont pas craint de proposer l'emploi de ce moyen pour dépister les conscrits rebelles qui se présentaient comme atteints de bégaiement ; on les endormait et, s'ils ne bégayaient pas pendant leur sommeil chloroformique, on en concluait que c'étaient des simulateurs.

Parmi les très nombreuses causes qui font varier l'intensité du bégaiement, les influences mentales sont au premier rang.

Chacun sait que lorsqu'un bègue est intimidé, lorsqu'il parle à une personne qui lui en impose, son bégaiement s'accroît considérablement.

Mais il y a encore d'autres circonstances : la peur seule de bégayer fait que l'on bégaye et je citerai le fait d'un officier atteint d'un bégaiement assez léger relativement et qui un jour, pendant qu'il faisait faire des exercices de marche à ses soldats, se faisait ce raisonnement : « Si, par hasard, je n'allais pas pouvoir les arrêter ! » Les militaires marchaient au pas, et l'officier était toujours préoccupé de cette idée qu'il pourrait peut-être ne pas leur crier : halte !

Cette réflexion l'obsédait. Lorsqu'il voulut faire le commandement, il ne le put pas, et les soldats, qui s'exerçaient dans un terrain borné par un fossé, avançaient toujours. L'officier les voyait bien se diriger et se rapprocher davantage de ce fossé, mais il se sentait absolument incapable de leur crier : halte ! Enfin, les voyant sur le bord du fossé, il fit un violent effort sur lui-même et poussa un cri quelconque. Comme les soldats ne demandaient pas mieux que de s'arrêter, ils comprirent ; mais on voit dans quelle circonstance pénible s'était trouvé cet homme qui, évidemment, s'il avait eu à donner un ordre précis dans une circonstance importante, ne l'aurait pas pu.

Je pourrais rapporter une foule d'anecdotes analogues tendant à montrer le rôle de l'influence mentale sur la parole en général et sur le bégaiement en particulier. Mais il y a plus. Chez certains sujets particulièrement émotifs, on ne rencontre pas seulement cette influence mentale banale et passagère liée à la timidité ou à l'appréhension bien naturelle d'exécuter une fonction dans la pratique de laquelle on éprouve une gène ou une difficulté plus ou moins grande. Mais on les trouve encore aux prises avec une peur irraisonnée autant qu'irraisonnable. Il s'agit là d'une véritable peur maladive sur laquelle il me paraît nécessaire d'insister quelques instants.

Phobies verbales. — Les auteurs ont cité les cas les plus différents de peurs maladives, mais je ne crois pas que, jusqu'ici, ils aient appelé l'attention sur un symptôme épisodique du bégaiement que je désigne sous le nom de *phobie verbale.*

Ce qui m'autorise à donner le nom de *phobies* aux troubles que je signale, c'est qu'il ne s'agit pas de la difficulté d'articulation qui constitue le bégaiement. Il s'agit là d'autre chose : d'un phénomène spécial caractérisé par une peur involontaire, irraisonnée, et accompagnée d'un sentiment d'angoisse, non seulement lorsqu'il faut prononcer certains mots, mais encore à la seule pensée d'avoir à les prononcer.

Les phobies verbales que j'ai très souvent notées chez les bègues ne ressemblent en rien aux onomatomanies impulsives si bien décrites par MM. Charcot et Magnan (1).

Toutes deux affectent le langage, mais d'une manière absolument différente.

En effet, les onomatomanes ont des impulsions irrésistibles qui les portent à répéter soit un mot soit une courte phrase ; les phobiques verbaux, au contraire, ont peur de certaines lettres ou de certains mots.

Les phobies verbales se manifestent par la peur que le sujet peut avoir de ne pouvoir prononcer, soit : 1° une ou plusieurs lettres ; 2° un ou plusieurs

---

(1) Charcot et Magnan.— De l'onomatomanie. *Archives de neurologie :* Septembre 1885, et juillet, septembre et novembre 1892.

mots; 3° une ou plusieurs phrases consécutives.

Elles se caractérisent, d'une part, par le soin que met le malade à éviter certaines lettres ou certains mots pour lesquels il a une crainte instinctive, ce qui devient quelquefois pour lui une véritable obsession angoissante; d'autre part, par l'impossibilité de prononcer la lettre ou le mot en question et par l'arrêt de la parole sur la difficulté, arrêt qui caractérise le bégaiement.

Lorsque la phobie verbale porte sur une ou plusieurs phrases entières, elle est caractérisée par l'obligation pour le malade de passer outre, d'escamoter, si je puis dire, la phrase phobique et d'arriver d'un trait à la phrase suivante.

Cette phobie verbale est assez forte pour suspendre complètement la volonté et le raisonnement du sujet qui, malgré tous ses efforts, ne peut y échapper. C'est en vain qu'il emploie des procédés détournés pour se tromper lui-même. Cette peur, et je dirai même la peur d'avoir peur, immobilise complètement ses moyens vocaux. Il est en quelque sorte sidéré par la crainte de rencontrer les lettres ou les mots et, lorsqu'il les voit de loin, dans la lecture ou dans la conversation, il annonce qu'il ne pourra pas les dire, qu'il en est persuadé d'avance et que rien ne pourra l'amener à les bien prononcer. Toutefois, vient-on à son secours, dit-on le mot avec lui, avant lui? le charme est rompu, il dit le mot sans difficulté. Il en est souvent de même lorsque sa vigilance est en défaut ou, lorsque par un stratagème quelconque, son attention a été détournée. La crainte cesse momentanément pour reparaître ensuite aussi forte, aussi obsédante qu'auparavant.

Cette peur ne naît pas d'emblée, elle se dessine peu à peu ; mais, la phobie une fois installée, le malade a parfaitement conscience de son état.

Il lutte quelquefois contre ses terreurs avec énergie, mais elles s'imposent inévitablement à lui, malgré lui.

Le bègue qui bégaye sans chercher à s'observer, soit parce qu'il n'a pas le goût de l'observation, soit parce qu'il a pris philosophiquement son parti de son défaut de parole et qu'il n'y pense plus, celui-là n'a pas de ces phobies verbales.

Elles se montrent surtout chez les adultes et particulièrement chez ceux qui prennent au tragique le bégaiement dont ils sont atteints, soit parce qu'il est un grand obstacle dans l'exercice de leur profession, ou de leurs relations sociales, soit que par une tendance naturelle de leur esprit, ils soient portés à s'exagérer tous leurs maux.

Rien ne ressemble moins à un phobique qu'un autre phobique ; néanmoins, il est possible d'indiquer à grands traits les craintes dont les phobiques verbaux sont assiégés.

J'ai dit que les phobies verbales portent tantôt sur des lettres, tantôt sur des mots, tantôt sur des phrases. Examinons brièvement chacun de ces cas :

1° Le phobique verbal a peur de certaines lettres qui le plus souvent sont des consonnes.

Mais ces lettres ne sont pas toujours les mêmes. Sa crainte varie souvent d'objet : à certains jours, c'est une consonne qui lui cause de l'effroi ; d'autres jours, ce sera une autre consonne. Il s'auto-suggestionne chaque jour, en quelque sorte, au sujet d'une lettre ou d'une série de lettres qui lui apparaissent comme impossibles à prononcer. Et, une fois qu'il s'est persuadé que telle lettre est difficile, il éprouve une véritable angoisse chaque fois que cette lettre apparaît au cours de ses lectures ou de ses conversations. J'ajoute que si par hasard il n'éprouve pas de difficulté pour la prononcer, il ressent une véritable surprise, presque une déception ; mais il est convaincu d'avance que cette facilité ne se reproduira pas.

Au début, il s'ingénie à pallier la difficulté ; le plus ordinairement, il emploie le stratagème suivant : Il fait précéder la lettre phobique d'un préfixe quelconque : *a, et, mais,* etc. Dans sa pensée, cette agglutination facilite beaucoup la prononciation de la consonne difficile en amalgamant en quelque sorte la lettre phobique à un élément facile, de manière à noyer la difficulté dans un ensemble plus aisé à prononcer.

Il va sans dire que la persuasion où se trouve le malade de pouvoir dissimuler sa difficulté rend celle-ci moins fréquente. Mais, comme la phobie verbale n'est en somme qu'un phénomène surajouté, épisodique, le bégaiement ne disparaissant pas complètement, le malade change fréquemment de préfixe et passe son temps à la recherche du préfixe libérateur. Ne parvenant pas à le trouver, il se désespère et la phobie continue à s'accentuer.

2° Lorsque la phobie porte sur les mots, le tableau est à peu près identique au précédent, c'est-à-dire : angoisse à propos d'un mot quelconque qui passe, sinon pour impossible, du moins comme particulièrement difficile à prononcer.

Non seulement, le malade cherche également à supprimer la difficulté en plaçant des préfixes devant le mot phobique, mais il se livre encore à un autre labeur. Il prépare ses phrases à l'avance dans le but d'éviter les mots phobiques. La chose n'est pas toujours facile et lorsqu'il se trouve malgré ses précautions en présence du mot phobique, il rebrousse chemin, comme s'il était en face d'une muraille infranchissable, et refait une autre phrase exempte du mot terrible.

Cette sorte de volte-face n'est pas toujours aisée, et quelquefois, dans le trouble où sa phobie l'a plongé, il ne dit pas exactement ce qu'il voulait dire. Si, par malheur, son interlocuteur ne le comprend pas et veut le faire répéter, la peur augmente, il fuit de plus en plus le mot phobique dont la pensée l'obsède et finit par rencontrer une impossibilité absolue de parler, qui est pour lui un véritable supplice.

Le combat qu'il vient de livrer sans succès achève de le désespérer, de le confirmer dans sa phobie verbale et il continue à s'auto-suggestionner davantage sur la difficulté que ce mot fatal lui présente pour être prononcé.

Voici, à titre d'exemple, une histoire fort instructive :

Il s'agit d'une jeune fille extrêmement impressionnable, qui avait toujours peur de bégayer et qui choisissait pour former ses phrases les mots qui lui semblaient les plus faciles.

Un jour, elle entre dans un magasin de musique, avec l'intention de demander des billets pour assister à un concert ; elle faisait sa petite phrase dans sa tête et se disait : « Quels sont les mots les plus faciles ? Je m'en vais dire, par exemple : Monsieur, donnez-moi des billets pour le concert. »

Après examen, elle pense que cette phrase n'est pas difficile et qu'elle pourra très bien la dire. Mais, cependant, elle n'a pas confiance... le mot Monsieur lui fait peur. « Je vais changer ma phrase, pensa-t-elle, et je dirai simplement : Je voudrais des billets de concert. » Satisfaite de cette nouvelle phrase, elle s'apprête à entrer dans le magasin. Tout d'un coup, au moment d'ouvrir la bouche pour s'adresser à l'employé, elle lui dit : « Donnez-moi des valses de Chopin. »

Elle ne s'était pas senti le courage de poser la question qu'elle avait cependant mûrement préparée à l'avance, et c'était uniquement la frayeur de ne pas pouvoir dire sa phrase qui lui avait fait, au dernier moment, demander toute autre chose.

En me racontant ce fait, elle ajoutait avec tristesse : « Cela s'est encore bien trouvé que j'aie demandé, dans un magasin de musique, un morceau de musique ; il m'est arrivé quelquefois de demander dans un magasin de musique toute espèce de choses qui me passaient par la tête et qui n'avaient aucun rapport avec l'industrie à laquelle je m'adressais. Devant l'air stupéfait de l'employé, il ne me restait qu'à me sauver, et combien de fois n'ai-je pas entendu murmurer derrière moi ces mots qui me crevaient le cœur : «C'est une folle !»

3° — Les phobies verbales qui portent sur des phrases entières sont plus curieuses encore, c'est principalement sur des bredouilleurs que je les ai rencontrées. Elles apparaissent seulement dans la récitation ou la lecture de choses parfaitement sues par cœur. C'est ordinairement chez des ecclésiastiques que je les ai observées, et dans les conditions suivantes : J'ai vu des prêtres absolument incapables de réciter à haute voix une prière entière qu'ils savaient cependant parfaitement par cœur ; tel le *credo*, le *pater* (etc.). Le commencement de la prière allait bien ; mais, arrivés à un certain endroit, toujours le même, malgré tous leurs efforts, ils sautaient une phrase, deux phrases, et arrivaient d'un trait, d'un bond pour ainsi dire, à la fin de la prière, à la grande surprise de leur auditoire et à leur confusion. Pourquoi cela ? Ils avaient une phobie pour quelques phrases et ils étaient persuadés à l'avance qu'arrivés à un certain endroit ils ne pourraient dire les phrases suivantes. En effet, lorsque le passage arrivait ils avaient beau se raidir, concentrer toute leur volonté, toute leur énergie, ils ne pouvaient arriver à prononcer le passage en question ; ils le supprimaient entièrement.

Le même fait se produit pour la lecture du bréviaire, qui comporte, comme on sait, des lectures articulées de prières qui reviennent fréquemment et qui finissent par être sues par cœur.

Lorsque les malades se sont persuadés qu'ils ne peuvent pas prononcer tel ou tel passage de leurs prières, ils ne peuvent y parvenir et, malgré eux, leur articulation, leurs yeux même ne peuvent s'arrêter sur le passage phobique, ils courent à la fin, concluent par un *Amen* final, quelque soin, du reste, qu'ils prennent pour faire autrement. La phobie verbale est plus forte que leur volonté, ils s'avouent vaincus.

Je n'essaierai pas de peindre le chagrin dans lequel les plonge cette phobie qui va tous les jours grandissant et qui finit quelquefois par leur interdire l'exercice de leur ministère.

Les phobies verbales, pour variables qu'elles sont, s'installent cependant à l'état durable si un traitement n'intervient pas. Et il va sans dire que le traitement est d'autant plus laborieux que la phobie est plus ancienne et qu'elle est passée à l'état chronique.

En quoi consiste ce traitement ?

Il ne faut pas oublier que la phobie verbale n'est qu'un épiphénomène du bégaiement. On ne doit donc pas séparer son traitement de celui de l'affection qui l'a causée.

J'expliquerai tout à l'heure avec quelques détails

en quoi consiste la méthode de traitement du bégaiement pratiquée à l'Institut des bègues de Paris. Je puis dire, dès maintenant, qu'à côté de la partie purement fonctionnelle du traitement, il y a une partie mentale nécessaire à tous les bègues, qui acquiert une importance plus grande encore pour ceux qui ont de la phobie verbale. Pour eux, il faut insister particulièrement sur un traitement psychique à la fois énergique et doux pour arriver à substituer la volonté de l'éducateur à celle du malade.

Par des encouragements intelligents on remédie aux troubles de l'émotivité et de la volonté. Enfin, par des exercices progressivement gradués dans la vitesse du débit, les malades arrivent eux-mêmes à se convaincre que l'impossibilité de prononcer certains mots, qu'ils croyaient irrémédiable, n'existe pas en réalité.

C'est ainsi que par une éducation bien conduite on arrive à débarrasser ces malades à la fois de leur phobie et de leur bégaiement.

4°. — DISPARITION TOTALE DANS LE CHANT

J'arrive à un symptôme beaucoup plus important au point de vue du diagnostic, car c'est uniquement dans le bégaiement proprement dit qu'il se produit; je veux parler de la disparition complète, absolue, constante, du bégaiement dans le chant. C'est un signe pathognomonique du bégaiement : car, je le répète, il ne figure dans le cortège d'aucuns des nombreux troubles de la parole. A la vérité, j'ai vu très exceptionnellement (dans la proportion de 1 pour 1000, environ) le bégaiement ne pas disparaître complètement chez certains sujets lorsque je leur demandais de chanter. Mais, il faut dire que ces bègues ne savaient pas moduler leur voix, les uns parce qu'ils étaient atteints d'amusie, les autres parce que, n'ayant jamais chanté, ils ne savaient pas dire même les rythmes les plus élémentaires, comme *Au clair de la lune*. Dans l'espèce de récitatif aussi faux qu'arythmique qu'ils essayaient de fredonner, leur bégaiement diminuait mais ne disparaissait pas entièrement. La disparition totale est au contraire la règle absolue lorsqu'il s'agit de sujets capables de rythmer régulièrement leur voix ou de chanter une chanson quelconque aussi simple que possible. En présence de cette constance toute particulière du phénomène, on ne s'étonnera pas de me voir insister sur son importance.

Tels sont les quatre signes pathognomoniques qui, lorsqu'ils sont observés chez un malade, permettent d'affirmer qu'on est en présence du bégaiement vrai.

Quelques neurologistes ont décrit, dans ces dernières années, une forme particulière du bégaiement à laquelle ils ont donné le nom de *bégaiement hystérique.*

Or, lorsqu'on soumet à une critique attentive les quelques cas décrits sous cette appellation, on s'aperçoit bien vite, d'une part, que les cas sont assez dissemblables et, d'autre part, que les signes diagnostiques que j'ai indiqués comme caractéristiques du bégaiement manquent totalement.

Si ces malades sont des hystériques, ce ne sont assurément pas des bègues.

Peut-être arrivera-t-on à dégager ce facteur nouveau, mais il n'existe pas encore dans la science des observations précises et irréfutables de bégaiement hystérique.

Et, si l'on s'en tient aux cas publiés jusqu'à présent, il est manifeste que la dénomination de *bégaiement hystérique* n'est pas justifiée.

Qu'on observe chez des hystériques des troubles de la parole, cela n'est pas douteux. Mais ces troubles, au moins jusqu'à présent (car, en matière scientifique, il ne faut pas dire *jamais*), ne peuvent pas être rattachés à cette entité morbide bien délimitée qu'on appelle le bégaiement.

Il vaudrait mieux, à mon avis, se servir, dans les cas en question, de la terminologie que j'ai proposée de : troubles pselliformes de la parole ou pselliformités chez des hystériques. De cette façon, il n'y aurait pas de confusion possible.

CHAPITRE IV

Traitements divers du bégaiement.

Si je voulais être complet dans l'étude de la question du traitement du bégaiement, il me faudrait beaucoup plus de place que je n'en ai à ma disposition pour énumérer seulement les innombrables théories qui ont été émises depuis l'antiquité jusqu'à nos jours. Je ne m'arrêterai donc pas aux opinions d'Hippocrate, de Gallien, d'Aristote, qui voyaient la cause du bégaiement soit dans une humidité anormale du cerveau, soit dans un vice de constitution de la langue, et j'arrive tout d'un trait en 1825, époque à laquelle des hypothèses moins déraisonnables commencent à se faire jour.

Mme Leigh, de New-York, appela, en 1825, l'attention du public sur cette infirmité. Cette dame, qui était institutrice dans une famille où une jeune fille était atteinte de bégaiement, observa attentivement son élève. Elle crut remarquer que, pendant que l'enfant bégayait, la langue se raidissait et s'immobilisait dans le plancher de la bouche, et que, lorsqu'elle parvenait à parler, la langue s'élevait immédiatement au palais. Cette observation, très juste en elle-même, la conduisit cependant à des conclusions erronées: car, manquant de méthode scientifique, elle voulut, de cette simple observation particulière, tirer une règle générale. Cette théorie, une fois admise, imposait un traitement qui devait naturellement rester sans résultat dans un grand nombre de cas et dont le succès même était tel, lorsqu'il se produisait, qu'on pouvait se demander si le remède n'était pas pire que le mal. Mme Leigh, en effet, conclut de l'observation de sa jeune élève que, le bégaiement étant causé par une contraction retenant la langue dans le plancher de la bouche, dès lors, pour guérir le bégaiement, il fallait tout simplement s'exercer à parler la langue au palais. Elle mit sa méthode en application, et il paraît qu'elle arriva à un résultat, ce qui ne me paraît pas impossible : car cette position anormale de la langue maintenue au palais pendant toute une conversation a pour principale conséquence d'entraver considérablement l'acte de la parole, d'obliger par conséquent le bègue à une certaine lenteur qui ne peut que lui être profitable. Mais, quant à la diction qui en résulte, je dirai tout simplement qu'elle consiste dans une cacophonie indescriptible où les mots sont déformés et rendus méconnaissables. Quoi qu'il en soit, le nom de Mme Leigh fut bientôt très répandu, et sa théorie et sa méthode trouvèrent de fervents disciples dans les frères Malbouche, qui traversèrent l'Océan pour venir à Paris et en Belgique apporter la grande nouvelle et vulgariser la méthode américaine. Ils firent tant de bruit autour de cette question, qu'en peu de temps on vit naître de nombreux travaux sur le bégaiement, et, si les bègues n'y gagnèrent pas grand chose, on s'occupa cependant un peu de remédier à leur infirmité, que jusqu'alors on avait toujours laissée dans un prudent oubli. Je n'ai pas besoin de dire qu'aussitôt que la question fut portée sur un terrain vraiment scientifique, et que les médecins l'étudièrent, la méthode américaine rentra dans le néant, et que, tout en reconnaissant que l'observation du fait avait pu être juste, il n'y avait pas lieu d'en tirer des conclusions aussi radicales, aussi catégoriques, que Mme Leigh l'avait fait ; à l'inspiration avait succédé le raisonnement, et l'erreur avait été vite démasquée : c'était logique.

Je ne veux pas rappeler en détail les travaux et les luttes que soutinrent entre eux Itard, Voisin, Rullier, Serre d'Alais, Cormack, Deleau, Arnold, Muller et surtout Colombat. Toutes ces théories n'ont plus aujourd'hui qu'un intérêt historique.

Je dirai cependant que Rullier eut, le premier, l'honneur de donner une théorie d'apparence scientifique sur la cause du bégaiement. Selon lui, « l'hésitation de la langue ne serait qu'une débilité purement relative des organes de l'articulation, résultant du défaut de rapport établi entre l'exubérance des pensées, la vitesse concomitante d'iradiation cérébrale qui lui correspond, et la vitesse possible des mouvements successifs et variés, capables d'exprimer les idées par la parole. »

A toutes ces théories se rattache naturellement un procédé de traitement ; mais les résultats obtenus par les auteurs que je viens de citer étaient si peu favorables, la foi en leur système si peu assurée, que lorsqu'en 1841 les bruits de guérison du bégaiement obtenue par la chirurgie se répandirent en France, tous s'empressèrent de répéter ces opérations.

La méthode chirurgicale prit naissance en Allemagne. Le 8 mars 1841, un chirurgien de Berlin, Dieffenbach, écrivit une lettre à l'Institut de France, dans laquelle il proposait une opération sur la langue pour corriger le bégaiement. Selon lui, cette infirmité était due à un état spasmodique des voies aériennes, résidant surtout dans la glotte et se communiquant à la langue, aux muscles du visage et même du cou ; il pensait qu'en interrompant l'innervation dans les organes musculaires qui participaient à cet état normal, il parviendrait à le modifier et à le faire cesser complètement. C'est dans le but de détruire cette innervation vicieuse qu'il pratiqua la coupe transversale de la racine de la langue. A l'époque où il communiqua son mémoire à l'Institut, il avait déjà opéré dix-neuf bègues, et, chez tous, il annonçait que le bégaiement avait complètement disparu. Malgré ce succès opératoire si éclatant, il ne prône pas beaucoup son procédé. « L'importance d'une si grave opération, dit-il en terminant sa lettre, les dangers qui peuvent en résulter ; la perte de la langue par la gangrène ou la suppuration, ou même par la maladresse d'un assistant qui peut facilement la déchirer, sont autant de considérations qui demandent à être mûrement pesées et qui, jointes à la difficulté qu'elle présente, empêcheront des opérateurs peu exercés de vouloir la tenter. »

Ses conseils ne furent malheureusement écoutés qu'à moitié, et on substitua à ses procédés opératoires d'autres opérations moins dangereuses en apparence, et qui, étant plus faciles, se répandirent davantage. Velpeau et Amussat se disputèrent la priorité de la section des génio-glosses près de leurs attaches aux apophyses génies. Cette section était faite sous la muqueuse préalablement incisée. Velpeau croyait que c'était à une profondeur anormale de la voûte palatine qu'était dû le bégaiement ; Amussat, de son côté, pensait que la cause résidait le plus souvent dans le défaut de conformation ou dans l'excès de contraction des génio-glosses et que la langue était toujours raccourcie, déviée ou mal conformée.

Enfin, un chirurgien lyonnais, Bonnet, écrivait le 27 mars de la même année 1841 à l'Académie des sciences pour lui faire part d'une opération de ténotomie qu'il avait faite en vue de corriger le bégaiement. Il admettait la théorie d'Amussat, mais, au lieu de faire comme lui la section des génio-glosses en pénétrant par la bouche, il la pratiquait à travers une piqûre faite au menton.

Je ne m'arrêterai pas davantage sur les procédés chirurgicaux que vit naître et mourir l'année 1841. Je ne citerai que pour mémoire les ablations de la luette, des amygdales, préconisées en Angleterre par Bennet, Lucas, Edwin Lee, Yearsley, Braid ; le dédoublement du voile du palais, exécuté par Wurtzer ; les ligatures, soit des deux nerfs hypoglosses, soit des deux artères linguales, soit encore du nerf d'un côté et de l'artère de l'autre, proposées par l'italien Fabri ; la section du frein de M. Hervez de Chégoin, etc.

L'inutilité et le danger des tentatives chirurgicales, publiquement reconnus par ceux mêmes qui les avaient prônées, la nouvelle de la mort de sujets opérés par Dieffenbach et Amussat, calmèrent rapidement l'enthousiasme des myotomistes, et aujourd'hui l'opération du bégaiement est complètement abandonnée.

Deux méthodes surnagèrent au milieu de ce naufrage général : celle de Colombat et celle de Becquerel, et il est bon de se reposer un peu de cette période si agitée de 1841 sur l'examen de ces deux procédés qui ont au moins l'avantage d'être inoffensifs. Colombat s'était approprié la théorie de Rullier sur la cause du bégaiement ; il emprunta à Serre, d'Alais, sa classification du bégaiement et son isochrône qu'il baptisa muthonome, à Cormack le meilleur de son traitement, c'est-à-dire l'inspiration initiale ; enfin, il n'est pas jusqu'à Itard qui ne fut dépouillé de l'invention de sa fourchette. Colombat fit de tout cela un beau volume, le plus complet assurément qui eût paru jusqu'alors sur la matière, et eut le tort grave de présenter le tout comme sien.

Je n'essaierai pas de rapporter les colères et les cris que poussèrent les dévalisés ; cela manquerait d'intérêt. Malgré tout cela, il paraît que tout n'était pas au mieux, car, en 1843, Becquerel adressa à l'Académie des sciences un rapport sur une nouvelle méthode inventée par un mécanicien du nom de Jourdan, et dont toute la théorie reposait sur cette phrase : « Le bégaiement est dû à ce qu'on use en souffle et non en son l'air qu'on a dans la poitrine.» Becquerel ajoutait qu'il avait été guéri après douze jours de pratique de la méthode Jourdan, tandis qu'il avait suivi pendant douze ans, sans succès, la Méthode orthophonique de Colombat.

En quoi consistaient donc les exercices de cette merveilleuse méthode qui agissait si promptement? Malheureusement, la concision que nous avons remarquée dans la définition ne se retrouve pas dans la pratique. Voici, en effet, les précautions que le bègue devra prendre pour parler : « Inspirer légèrement comme dans l'état physiologique, faire une toute petite poussée, puis se mettre à parler en observant sans cesse de maintenir la poitrine dilatée et l'abdomen légèrement saillant et d'employer le moins d'air possible, puis, avant de recommencer la même série de phénomènes, chasser l'air restant par une expiration active. Toute la difficulté consiste donc à parler en maintenant la poitrine dilatée et l'abdomen légèrement saillant.»

Il n'y avait qu'un malheur dans tout cela, c'est que Becquerel affirmait sa guérison en bégayant d'une façon épouvantable, et ceux qui ont connu ce savant professeur de notre Faculté de Médecine de Paris m'autoriseront à conclure de tout ceci que la méthode Colombat pas plus que le procédé Jourdan-Becquerel ne donnèrent des résultats sérieux.

Les premières applications de la méthode Chervin remontent à 1846. A cette époque, mon père Claudius Chervin, dit Chervin aîné, eut l'occasion de rencontrer un jeune enfant atteint d'un bégaiement prononcé. Il s'intéressa au petit bègue d'autant plus qu'il était en butte aux moqueries de ses camarades et aux rebuffades de ses parents ; il se mit en tête d'essayer de le débarrasser de son défaut. La littérature scientifique sur la matière n'était cependant pas bien encourageante, à cette époque. On avait tout essayé, sans succès : médicaments, opérations, orthophonie. Mon père vit bien vite qu'il fallait laisser de côté les sentiers battus et faire table rase du passé. Il réussit où les autres avaient échoué, parce qu'il sut démêler, dans une analyse comparative exacte et perspicace, ce qui se passe chez le bègue et chez celui qui parle bien.

Au bout d'une année d'efforts persévérants, il eut la satisfaction d'obtenir une très réelle amélioration chez son jeune malade.

Des circonstances toutes fortuites le mirent en présence d'autres bègues qui furent pour lui de nouveaux sujets d'étude. Il prit goût à ces recherches et, en peu d'années, il arriva à créer, de toute pièce, une méthode simple et pratique qui lui était bien personnelle, que nous avons perfectionnée depuis, sans doute, mais dont les bases fondamentales n'ont cependant pas varié.

La première constatation du succès de mon père lui vint de Bonnet, de celui-là même qui avait vainement tenté de corriger le bégaiement par la section des génies glosses et qui loyalement y avait renoncé, comme tous les chirurgiens du reste.

Ayant entendu parler des succès de mon père, Bonnet confia à ses soins deux sujets gravement atteints de bégaiement. Quelque temps après, le 20 janvier 1853, Bonnet écrivait à mon père le petit mot suivant :

« Je soussigné Amédée Bonnet, professeur de l'Ecole de médecine de Lyon, certifie avoir adressé deux bègues à M. Chervin. Ces bègues, âgés l'un de 12 ans, l'autre de 25, ont été complètement guéris en dix jours de traitement. »

Telle fut la première consécration scientifique officielle de notre méthode. Venant après sept ans de recherches laborieuses et d'un homme aussi considérable qu'Amédée Bonnet, on comprend quelle joie et quel légitime orgueil elle apportait avec elle! Nous en avons reçu bien d'autres depuis; mais aucune ne nous est plus chère.

Sans vouloir apporter ici un historique complet, je tiens à ajouter quelques noms à ceux que j'ai déjà cités. Il faut reconnaître, en effet, qu'aussi bien dans le passé que dans le présent, le sujet a intéressé bien des pédagogues et bien des médecins, sans parler d'une foule d'industriels qui ne valent pas l'honneur d'être nommés.

Je mentionnerai donc, parmi les anglais : W. Abbot, Hunt, A. Melville-Bell, etc.; parmi les allemands : Coën, Denhardt, Guttmann, Gutzmann, Klencke, Lehvess, Schultless, Treitel, etc.

Tous se réclament de la *gymnastique de la parole*. Mais j'ai déjà dit que cette expression est trop vague pour qu'on puisse lui attribuer une portée thérapeutique précise et permettre de placer sur la même ligne tous ceux qui déclarent suivre cette voie.

De même qu'il y a fagot et fagot, comme disait Molière, il y a gymnastique et gymnastique.

Je ne considère pas comme une éducation respiratoire et vocale sérieuse, et surtout utile, la pratique qui consiste à faire exécuter aux bègues des exercices pulmonaires véritablement acrobatiques. Les moyens varient avec l'imagination des auteurs, mais le but est le même. Les uns font coucher le malade sur un tapis ou un sofa et lui placent sur la poitrine des poids qu'il doit soulever en faisant des efforts violents de respiration. D'autres obligent le malade à croiser les bras derrière le dossier d'une chaise et à s'efforcer de soulever la poitrine par des inspirations profondes. D'autres encore les font souffler, jusqu'à l'épuisement, dans des flacons plus ou moins bizarrement arrangés, etc., etc. J'en passe et des meilleurs.

Je ne puis véritablement pas reconnaître à ces procédés que leurs auteurs qualifient du nom de gymnastique respiratoire un caractère utilitaire et scientifique recommandable.

Il ne faut pas croire que la thérapeutique respiratoire et phonatrice, qui est un des éléments les plus importants du traitement du bégaiement — mais qui n'en est pas le seul — ait quelque ressemblance avec les exercices que pratiquent quelques-uns de ceux que je viens de citer.

De ce qu'on est d'accord maintenant pour reconnaître aux troubles respiratoires une grande importance, il ne s'ensuit pas qu'il faille développer cette fonction comme on développe les muscles chez les anémiques, par des exercices de force.

La question n'est pas de transformer les bègues en virtuoses de la respiration, mais de les amener à la pratiquer normalement.

Combien j'ai vu de bègues dont la difficulté de parler avait été notablement augmentée par des exercices respiratoires inconsidérés ou mal conduits ! Et le plus souvent il s'agissait de maîtres, habiles d'ailleurs dans l'éducation du chant ou de l'articulation, mais ignorants des finesses du rythme respiratoire physiologique qu'il faut rétablir chez les bègues, de la limite qu'il faut atteindre et qu'il ne faut jamais dépasser.

Je considère pour ma part que rien n'est plus difficile à enseigner que l'articulation et la respiration nécessaire au traitement du bégaiement. Cette thérapeutique consiste en exercices physiologiques qui doivent avant tout être faciles, naturels, rationnels, sans aucune exagération, sans aucune fatigue, sans aucun adjuvant mécanique artificiel quelconque.

On comprendra donc les réserves que je formule expressément sur l'assimilation qu'on est tenté de faire entre tous ceux qui pratiquent l'orthophonie.

Pour mémoire, je dois mentionner que la mécanique, elle aussi, a voulu dire un mot dans la matière.

On pouvait voir, à l'Exposition universelle de 1867, trois petits instruments très mignons destinés à parer à trois circonstances principales des difficultés propres aux bègues. Pour les gutturales, l'inventeur, M. Battes, de New-York, avait imaginé une cravate spéciale, qui avait pour but de presser sur le larynx, lorsqu'il y avait une gutturale à faire sortir : vouliez-vous prononcer le mot *casque*, par exemple, eh bien, vous portiez la main à votre cravate, vous pressiez sur une petite vis et le K sortait tout seul. C'était ingénieux. S'il n'y avait eu qu'une seule lettre difficile, à la rigueur on aurait pu s'en contenter ; mais il y avait encore les labiales, qui sont quelquefois fort gênantes. M. Battes avait inventé un petit cure-dents qu'on plaçait dans un coin de la bouche, ce qui, disait-il dans son prospectus, est très à la mode. Lorsqu'une lettre labiale avait à se prononcer, on soufflait dans le cure-dents, la contraction disparaissait et on était sauvé. Il y avait enfin un troisième appareil qui se plaçait sous la langue pour les lettres linguales.

On voit d'ici ces trois appareils de fonctionnement, et le véritable doigté qu'il était nécessaire de posséder pour pouvoir parer à toutes les circonstances voulues. C'était une éducation de télégraphiste à faire.

Mais c'est assez plaisanter ; abordons maintenant la question sérieusement.

Toutefois, avant de faire l'exposé de notre méthode de traitement, je dois dire un mot de l'hypnotisme.

On sait que depuis quelques années on a cherché à faire de l'hypnotisme une panacée thérapeutique. Le bégaiement n'y a pas échappé. Je dois dire que, à ma connaissance, toutes les tentatives de guérir le bégaiement par la suggestion hypnotique, tant sur des hystériques que sur des non-hystériques, ont échoué. J'avoue que, sur ce point, je suis obligé de m'en rapporter à l'expérience des spécialistes en cette matière, car je me suis toujours refusé, personnellement, à pratiquer l'hypnotisme, même à l'époque où ses pratiques jouissaient d'une certaine faveur.

Il est reconnu aujourd'hui, d'une manière à peu près unanime, que l'hypnotisme est une arme dangereuse à manier et qu'il est tout au moins pour le système nerveux un agent perturbateur d'une effrayante puissance. Or, je suis convaincu que les bègues n'ont rien à gagner à des pratiques qui tendent certainement à augmenter leur émotivité déjà trop grande. Je m'efforce, au contraire, de la diminuer, de l'endiguer, en les aguerrissant contre les émotions qui réagissent de la manière qu'on sait sur leur langage. Donc, *à priori*, je ne pouvais pas être favorable à l'hypnotisme et les insuccès constants et complets qu'il a rencontrés dans la guérison du bégaiement ne sont pas pour modifier ma manière de voir.

Chapitre V

Traitement du bégaiement par la méthode Chervin

Chacun sait, aujourd'hui, que le bégaiement n'est justifiable que de certains exercices gymnastiques spéciaux des organes phonato-articulateurs.

Mais en quoi consistent ces exercices ?

Quelle en est la nature et le mode d'application ?

C'est ce qu'on ne sait généralement pas d'une manière bien précise, et c'est aussi ce que nous nous proposons d'exposer succinctement.

Il faut dire tout d'abord que par ces mots : *exercices gymnastiques de la parole*, il ne faut pas entendre des exercices vagues et indéterminés consistant, pour la majeure partie, dans la répétition de certaines phrases sacramentelles où l'on a accumulé, comme dans des chevaux de frise, les difficultés propres à tel ou tel bègue. Des exercices de ce genre seraient sans utilité.

On ne fait disparaître le bégaiement que si on l'attaque scientifiquement et méthodiquement.

La méthode que nous nous proposons de décrire ne consiste pas, en effet, à enseigner au bègue certains moyens pour éviter le bégaiement ou pour le dissimuler. Notre méthode repousse aussi bien l'intervention chirurgicale et médicamentaire que l'emploi d'appareils ou d'instruments quelconques placés dans la bouche, ou l'usage de certains artifices ou *trucs*, de quelque nature qu'ils soient. C'est une méthode rationnelle, basée sur l'observation précise et minutieuse des phénomènes physiologiques qui président à l'acte de la phonation, et elle n'a d'autre but que d'en étudier et d'en faciliter la mise en pratique. C'est une sorte de phonascie que nous avons créée spécialement à l'usage des bègues.

J'ai déjà montré que pour parler il faut exécuter une série d'actes qu'on peut ranger sous trois chefs principaux :

1° Élaboration de la pensée ;

2° Volonté de l'exprimer ;

3° Emission des sons représentatifs de cette pensée.

Chacun de ces actes doit être accompli d'une certaine manière, sous peine d'éprouver dans son exécution soit une impossibilité absolue, soit un obstacle plus ou moins grand.

Voyons donc quelle différence nous observons chez le bègue, comparé à l'homme dont la parole est libre et chez lequel la fonction s'exécute physiologiquement :

1° *Élaboration de la pensée.* — Il semble au premier abord que, chez le bègue, le travail d'élaboration de la pensée s'accomplisse d'une façon normale. Il n'en est malheureusement pas toujours ainsi. Et il n'est pas très rare de rencontrer des bègues qui déclarent spontanément que, sous l'influence d'une émotion plus ou moins vive, provoquée par les motifs les plus insignifiants, il leur arrive de ne plus pouvoir parler, parce qu'ils sont tellement troublés qu'ils n'ont plus la faculté d'avoir des idées; le mécanisme de la pensée ne fonctionne plus chez eux.

2° *Volonté de l'exprimer*. — D'autre part, il arrive souvent que le bègue reste bouche béante sans prononcer une seule syllabe. Il a conçu une idée, mais la volonté de l'exprimer est troublée, et l'ordre d'émission des sons représentatifs de l'idée conçue n'arrive pas aux organes phonateurs, qui naturellement restent au repos.

Mais, nous dira-t-on, quelle preuve avez-vous que ces troubles dans l'élaboration de la pensée ou dans la volonté de l'exprimer soient l'origine des désordres causés dans la phonation ?

Nous répondrons que nous faisons appel, dans cette occasion, au témoignage des bègues eux-mêmes. Ce sont eux, en effet, qui, lorsqu'ils ont l'habitude de s'observer et de se rendre compte des difficultés qu'ils éprouvent à parler, nous ont dit qu'ils avaient parfaitement conscience des troubles psychiques dont ils étaient victimes. « Je n'ai pas pu parler, m'a-t-on souvent répété, non parce que le mot était difficile, mais parce que *je n'avais pas d'idées, — je ne pouvais pas penser, — la nuit se faisait dans mon cerveau.* — Je n'ai pas pu parler, me disaient d'autres sujets, quoique je susse parfaitement ce que je voulais dire, parce que *je n'avais pas la force, je me sentais incapable de l'énergie suffisante pour commander à mes organes ; — ma volonté était impuissante et comme paralysée.*»

3° *Émission des sons.* — Les troubles dans l'élaboration de la pensée et l'énergie volitionnelle de l'expression de cette pensée manquent assez souvent chez les bègues, tandis qu'ils éprouvent toujours une grande gêne dans l'émission des sons. C'est là, en effet, le signe en quelque sorte pathognomonique du bégaiement. Il est donc nécessaire d'étudier avec soin le siège, la manière d'être et l'importance de cette difficulté. Le trouble dans l'émission des sons se produit tantôt au commencement, tantôt au milieu, tantôt à la fin des mots ; le plus souvent il se présente sur la première syllabe de la phrase.

Mais doit-on s'arrêter particulièrement sur les manifestations extérieures du bégaiement ? Doit-on déclarer que le bègue qui répète indéfiniment la même syllabe et dont le visage est défiguré par des grimaces affreuses est plus gravement atteint que le bègue qui s'arrête plus ou moins, de temps en temps seulement, dont le visage est calme et dont le bégaiement présente des intermittences très marquées, au point de disparaître quelquefois complètement pendant assez longtemps ? Non, assurément, ce n'est pas ce qui doit retenir l'attention de l'observateur.

Lorsqu'un bègue se présente à nous, ce que nous devons noter c'est la manière dont il pratique le rythme respiratoire pendant la phonation. Il faut nous rendre compte s'il bégaye pendant l'inspiration ou pendant l'expiration, s'il lance le courant d'air expiré par la bouche ou par le nez, s'il ne laisse pas échapper, avant de parler, une partie de l'air destiné à la parole, soit par le nez soit par la bouche.

Voilà quels sont les points particulièrement instructifs à reconnaître. Les autres phénomènes : grimaces, intermittences, difficulté plus ou moins grande de s'exprimer, sans être dépourvus d'intérêt et d'utilité, ne viennent qu'au second plan.

Ce sont les troubles respiratoires qui fixent le pronostic et décident du traitement.

Ce que nous venons de dire de la perturbation du rythme respiratoire est souvent tellement accusé que les bègues eux-mêmes le constatent. Ils se plaignent de ressentir une oppression très marquée lorsqu'ils parlent, et, pour peu qu'ils conversent longtemps, ils éprouvent une véritable fatigue provenant des efforts respiratoires qu'ils sont obligés de faire pour prononcer la moindre phrase.

Il se peut que le bégaiement se produise lorsqu'un seul des trois actes principaux de la parole est troublé dans son mécanisme; mais le plus souvent il n'y a pas qu'un désordre isolé. C'est à un défaut d'harmonie entre ces différents actes qu'est dû le bégaiement.

Le but d'une méthode rationnelle est donc de chercher à rétablir la coordination nécessaire entre le cerveau qui commande et les organes vocaux qui doivent obéir.

Tel est le but de notre méthode.

Montrons maintenant comment notre méthode procède, montrons comment elle parvient à régler le travail d'élaboration de la pensée, comment elle fortifie l'énergie de la volonté, comment elle lutte contre les perturbations du rythme respiratoire et les désordres musculaires qui frappent la langue, les lèvres ou le larynx lui-même; en un mot, comment on guérit le bégaiement, par la méthode Chervin.

Le traitement des bègues par la méthode Chervin dure vingt jours et se compose de deux parties : traitement mental, traitement fonctionnel. — Le plus souvent ces deux traitements se font simultanément; mais, pour plus de clarté, nous allons les décrire séparément.

Traitement fonctionnel. — Il faut, tout d'abord, rétablir le rythme respiratoire. Et, pour cela, il faut apprendre au bègue à respirer et à utiliser sa respiration au point de vue de la parole. Il y a donc des exercices méthodiques de respiration dans lesquels on enseigne pratiquement au sujet comment on prend l'inspiration, comment se fait l'expiration, comment enfin ces deux temps doivent être précédés d'un repos pendant lequel la bouche doit rester fermée.

Ces exercices se font d'abord *à blanc*, c'est-à-dire en laissant échapper l'expiration, comme dans un soupir, sans faire vibrer les cordes vocales. Nous utilisons plus tard l'expiration pour prononcer des sons séparés, puis des sons liés. Les voyelles étant plus faciles à prononcer que les consonnes, ce sont les voyelles que nous choisissons de préférence pour commencer.

Après les voyelles viennent les consonnes et nous nous occupons de l'étude du mécanisme de la prononciation de chacune d'elles.

Lorsque les éléments de la parole ont été parfaitement étudiés, que les difficultés portant sur telles ou telles consonnes ont été vaincues par des exercices gymnastiques spéciaux, nous passons à l'étude des syllabes, puis des mots, enfin des phrases et des discours.

Nous ajouterons que nous attachons une très grande importance à ce que, dans ces exercices, toutes les syllabes des mots soient clairement et nettement prononcées. Ce n'est pas à dire que l'élève doive syllaber de telle manière que les mots soient pour ainsi dire désarticulés ; assurément non. Nous repoussons énergiquement cette manière de faire, qui consiste à marquer la syllabation des mots par un geste de la main ou par l'oscillation réglée d'un pendule quelconque ; on obtient ainsi une diction saccadée, martelée, qui désagrège les mots et leur enlève leur unité. Nous pratiquons, au contraire, une syllabation naturelle, une syllabation dans laquelle les syllabes des mots se succèdent lentement, sans intermittence, sans saccade. Et, de même que les syllabes sont liées les unes aux autres pour former les mots, de même nous exigeons que, dans nos exercices, toutes les syllabes d'un même mot soient liées entre elles par un léger traînement de la voix.

Tous ces exercices se font avec une excessive lenteur, surtout les dix premiers jours du traitement. Mais peu à peu la vitesse des exercices augmente, la diction s'accélère, et, lorsque le traitement est terminé, l'élève parle avec l'allure et le ton naturels à tous les gens qui parlent posément, nettement et sans bredouiller ni psalmodier.

Voilà pour la partie fonctionnelle du traitement. Il est bon d'ajouter que le rétablissement du jeu normal de l'appareil phonateur et articulateur est singulièrement facilité par plus de trois cents exercices mûrement réfléchis et appropriés aux difficultés que rencontrent les bègues dans les diverses phases de la phonation.

Traitement mental. — Quant à la partie mentale du traitement, voici comment nous la comprenons :

Ces exercices se font très lentement, avons-nous dit, et cela est indispensable non seulement pour que les organes s'habituent à fonctionner d'une manière régulière normale, mais encore pour mettre de l'ordre dans le travail d'élaboration de la pensée. Nous nous efforçons, en même temps, de discipliner les organes et nous fortifions considérablement l'énergie du commandement, en assujettissant l'élève à commencer en même temps que le professeur, à finir en même temps que lui ; en un mot, à le suivre et à l'imiter servilement dans toutes les variations de l'exercice. Car, notre méthode étant basée sur l'imitation, le professeur fait lui-même l'exercice et l'élève le répète. Les bègues, en effet, ont plus besoin de modèles que de critiques. En contraignant l'élève à subordonner la manœuvre de sa respiration et de son articulation au commandement qu'il reçoit de son professeur, sa volonté s'habitue à commander rapidement, à donner aux organes les ordres précis pour l'exécution des actes les plus variés et les plus différents qui lui sont dictés par l'initiative raisonnée, calculée et prévoyante du professeur.

Durée du traitement. — Il n'est pas inutile de dire que le traitement institué par notre méthode ne dure que trois semaines.

La première semaine est consacrée à l'étude des éléments de la parole et à l'exercice méthodique de la respiration. Pendant cette période, le bègue doit rompre entièrement avec son ancienne manière de parler et jeter les fondements de nouvelles habitudes phonatrices. Nous considérons comme un puissant adjuvant de ce travail le silence complet, absolu, que nous imposons à nos élèves pendant cette première semaine, — en dehors des heures d'exercice bien entendu.

Du jour où il a commencé le traitement, il faut non seulement que l'élève ne bégaye plus, mais encore qu'il oublie son bégaiement et qu'il perde jusqu'au souvenir de la manière dont il bégayait. Et voici comment nous parvenons à ce but. D'abord, nos exercices sont faits et pratiqués de telle sorte que le bègue le plus gravement atteint ne puisse pas bégayer en les disant[1]; puis, pour ne pas compromettre les résultats donnés par ces mêmes exercices, nous lui recommandons avec soin de ne pas causer. Il est évident, en effet, que, tant que les principes de la méthode ne sont pas suffisamment connus de l'élève et qu'il n'est pas complètement rompu à leur pratique, il ne les appliquera pas dans la conversation. Donc, en lui laissant la liberté de parler en dehors des exercices, on s'exposerait à le voir oublier d'un côté ce qu'il aurait appris d'un autre : il s'établirait ainsi une balance qui ne se solderait jamais en sa faveur.

Ce silence rigoureux a encore un autre but. Il apporte le calme dans la pensée de l'élève et, comme nous le disions plus haut, il lui fait oublier jusqu'au souvenir du bégaiement. C'est là un effet sédatif qui n'est pas à dédaigner et que nous voyons pratiquer tous les jours, avec succès, dans la médecine mentale.

La seconde semaine, l'élève recouvre la liberté de la parole. Le moment est venu pour lui de faire usage des principes qui lui ont été enseignés. Désormais il peut parler, car il ne bégayera plus, pour peu qu'il veuille s'astreindre à parler très lentement et en mettant en pratique les observations qui lui ont été faites sur la respiration, sur les mouvements réguliers de la langue et des lèvres, sur la syllabation naturelle, etc., etc.

L'ère des difficultés commence pour lui ; mais c'est aussi le moment où, voyant ses progrès s'affermir de jour en jour, heureux de pouvoir parler sans bégayer, il comprend qu'il n'arrivera à se guérir que par une attention soutenue à ne rien négliger des recommandations de son professeur.

C'est en effet au travail persévérant du sujet, à son attention continuelle, à sa volonté énergique de se contrôler, de s'écouter parler, que sont dus les résultats vraiment merveilleux que nous constatons dans cette seconde semaine et qui, malgré l'habitude que nous avons de ce spectacle, sont toujours pour nous la cause d'une nouvelle émotion, d'une nouvelle surprise.

Et cela n'est-il pas surprenant, en effet, de voir, en huit jours de traitement, les grimaces, les spasmes, les hésitations, les répétitions les plus accusées, disparaître comme par enchantement sous l'influence de la méthode, pour faire place à une parole claire, nette, facile, qui deviendra bientôt naturelle, agréable et harmonieuse lorsque l'extrême lenteur méthodique imposée pendant la seconde semaine aura fait place à l'allure et au ton plus dégagés qui doivent être pratiqués pendant la dernière semaine du traitement ?

La troisième semaine est employée à consolider l'habitude nouvelle qu'a prise le sujet de parler avec précaution et méthode, et à perfectionner sa diction en la débarrassant de tout ce qu'elle pourrait avoir de choquant. Nous faisons en même temps une étude approfondie des coupures de la phrase et des inflexions de la voix. Nous remplaçons enfin la syllabation très marquée des premiers jours par une diction posée, mais légèrement accentuée, dans laquelle toutes les syllabes sont prononcées sans précipitation et surtout sans saccade. Il nous est facile d'arriver à ce résultat, parce que, dès le principe, nous avons habitué notre élève à traîner un peu la voix en syllabant les mots et non à marteler les mots en détachant brusquement chaque syllabe. Il n'a donc qu'à diminuer peu à peu le traînement de la voix pour arriver à la diction naturelle d'une conversation ordinaire.

Pendant cette dernière semaine, nous conseillons à notre élève d'imiter les personnes qui parlent bien, dont la diction, sans être d'une lenteur pédante, est calme et réfléchie, dont les inflexions de voix sont naturelles et variées, dont les phrases, bien coupées au double point de vue de la respiration et du sens, sont faciles à comprendre et agréables à entendre. En un mot, nous nous efforçons, par l'étude raisonnée et minutieuse de l'art de bien dire, de transformer le bègue d'autrefois en un lecteur et un causeur élégant, habile et expérimenté.

Convalescence. — Mais, dira-t-on, lorsque les trois semaines de traitement sont écoulées, les élèves n'ont-ils plus besoin de s'observer, de s'exercer, et la nouvelle habitude est-elle suffisamment enracinée en eux pour qu'ils puissent, sans danger, laisser de côté toute espèce d'exercices, parler sans précaution et se fier uniquement et complètement aux résultats acquis pendant le traitement ?

Loin de moi une pareille prétention !

Lorsque notre élève nous quitte, nous le considérons comme un convalescent qui a encore besoin de soins et de précautions pour achever son complet rétablissement.

Aussi, laissons-nous entre ses mains les instructions spéciales pour qu'il puisse continuer chez lui l'application de la méthode. Combien de temps doivent durer ces exercices de *convalescence* ? Il est bien difficile de leur assigner un terme exact et précis ; leur durée varie, en effet, avec l'assiduité que l'élève apporte dans ce petit travail de persévérance. Toutefois, pour un élève attentif et sérieux, il suffit le plus souvent de travailler, pendant un mois, deux ou trois heures par jour.

On nous objectera peut-être que, puisque les trois semaines du traitement suivi dans notre Institut ne sont pas toujours suffisantes pour obtenir une cure radicale et certaine, mieux vaudrait déclarer tout de suite qu'il faut deux mois pour guérir le bégaiement et, par conséquent, garder nos élèves pendant tout ce temps sous notre direction.

Une expérience déjà longue nous permet de répondre avec assurance que ce délai de trois semaines de traitement, qui paraît trop court au premier abord, est complètement suffisant et qu'une prolongation serait absolument et certainement inutile. Tout ce que l'élève peut acquérir sous la direction du professeur, c'est-à-dire la régularisation du mécanisme de la phonation et le rétablissement de l'harmonie entre l'organe cérébral et l'appareil phonato-articulateur, est toujours obtenu dans les vingt jours de traitement. Au bout de ce temps, l'élève est en quelque sorte saturé de la méthode. Il a besoin de voler de ses propres ailes, de se retrouver dans un milieu moins spécial que celui dans lequel il a vécu pendant ces trois semaines; il a besoin d'être abandonné à lui-même. Cet abandon lui est absolument indispensable pour donner de la fermeté à sa guérison. Mais, pour le mettre en garde contre les écueils qu'il pourrait rencontrer sur sa route, il est bon qu'il continue à vivre quelque peu en communauté d'idée avec la méthode, et c'est pour cela que nous lui conseillons de faire quelques exercices de persévérance qui lui sont parfaitement suffisants pour achever sa guérison.

Voilà, expliqué en quelques mots, comment nous arrivons à corriger le bégaiement.

Qu'il me soit permis d'ajouter que, depuis 1846 que la méthode Chervin est pratiquée, elle a été jugée par plus de trente commissions officielles, dont les rapports aussi élogieux que désintéressés proclament à la fois ses résultats sérieux et l'excellence de ses principes.

Il nous suffira, pour éclairer le lecteur, de citer ici les conclusions du Rapport (1) fait à l'Académie de médecine, en 1874, sur la demande de M. le préfet de la Seine, par une commission composée de MM. Baillarger, Bouvier, Hervez de Chégoin et Moutard-Martin, rapporteur :

1° Au point de vue scientifique, la méthode de traitement des bègues de M. Chervin est rationnelle ;

2° Elle produit des résultats très remarquables et peut rendre des services signalés ;

3° Un de ses avantages importants est la promptitude des résultats qui paraissent se maintenir, comme la Commission l'a constaté sur un certain nombre de sujets ;

4° Il y a lieu de l'encourager et de l'aider dans le bien qu'elle est appelée à accomplir.

---

(1) Bulletin de l'Académie de médecine. Séance du 25 Août 1874.

Chapitre VI

Consultation médicale.

Quelque soin que j'aie pris à résumer l'état de la question du bégaiement, je crois devoir la condenser encore. En effet, pour répondre à un désir qui m'a souvent été exprimé, je tiens à donner à mes confrères quelques conseils pour les guider dans leur pratique journalière. J'indiquerai donc, sous la forme d'une *consultation médicale*, quelle conduite le médecin doit tenir en présence d'un cas de bégaiement soumis à son appréciation.

Lorsqu'un bègue est présenté à l'examen d'un médecin, celui-ci ne doit pas en être réduit à dire à son client : « prenez patience, ce n'est rien; c'est nerveux; cela passera avec l'âge. »

En règle générale, un défaut quelconque de prononciation, et le bégaiement en particulier, ne sont pas choses négligeables. Il faut attendre rarement un bénéfice de l'action du temps. De plus, en dehors de la gêne matérielle que le bégaiement apporte dans les relations sociales, il détermine chez la grande majorité de ceux qui en sont atteints une aggravation d'un état nerveux (congénitalement à l'état latent) qui, parfois, ne va pas sans inquiéter le malade lui-même et son entourage.

S'il s'agit d'un enfant, il faut donc ne pas tarder à lui faire suivre un traitement orthophonique. Aussitôt qu'il sait lire, qu'il est raisonnable, discipliné, qu'il comprend l'importance d'une cure à entreprendre, qu'il a souffert de son défaut, assez pour en désirer la disparition et qu'il se déclare prêt à faire un effort pour cela, il faut le soumettre à un traitement spécial et profiter de la souplesse des organes, de la facilité d'assimilation que présentent les enfants et surtout de l'absence de complications mentales sous forme de phobies verbales, etc. Sauf des cas très exceptionnels, il est difficile de songer à commencer un traitement avant l'âge de dix ou douze ans.

Mais le médecin est souvent consulté pour des enfants beaucoup plus jeunes. J'ai dit que le bégaiement apparaît de 3 à 7 ans. Beaucoup de familles attentives à la santé de leurs enfants consultent leur médecin aussitôt que le bégaiement commence à s'affirmer. On lui amène un bébé de 3, 4, 5 ans, qui bégaye depuis peu et qui bégaye quelquefois beaucoup. La famille est désolée. Que faire?

C'est dans ces circonstances seulement que le médecin doit temporiser. Mais il n'est pas complètement désarmé : car, si un traitement orthophonique sérieux est impossible, il n'en est pas réduit à une expectation absolument passive. Quelques soins médicaux d'une part, une bonne hygiène verbale d'autre part, peuvent apporter non seulement une diminution du bégaiement, mais même sa guérison complète.

Au premier rang des conseils que le médecin doit donner, il faut placer la douceur envers le petit malade. Il faut recommander strictement à la famille de ne jamais se moquer de l'enfant, de ne jamais le brusquer et de ne jamais se départir de la patience la plus inébranlable. Cela ne veut pas dire qu'il faille le gâter et lui passer tous ses caprices. Loin de là. Je veux dire seulement qu'il ne faut pas exciter l'émotivité excessive dont il est ordinairement doué. Il faut au contraire le calmer de toutes manières; on y arrive toujours avec une ligne de conduite à la fois ferme, prudente et douce. Il faut tout faire pour amener ce bébé à parler lentement, et, lorsqu'il commence à réciter de petites fables, il devra le faire très lentement, presque syllabiquement.

A ce petit traitement prophylactique, on fera bien de joindre un traitement anti-nerveux approprié à l'état du sujet.

Pour les adultes, il n'y a pas de limite d'âge. Avec de l'énergie et une volonté persévérante, on vient à bout du bégaiement, même à un âge assez avancé. J'ai eu, en effet, des guérisons complètes chez des sujets âgés de 60 ans.

La question d'âge réglée, le médecin doit se préoccuper, d'une part, des antécédents du malade, et, d'autre part, de la manifestation du bégaiement en recherchant tout particulièrement les 4 signes pathognomoniques que j'ai indiqués (début dans l'enfance, troubles respiratoires, intermittence, disparition totale dans le chant).

Le petit tableau sémiologique suivant, page 93, l'aidera dans l'observation du malade.

Le diagnostic une fois établi, le médecin fera bien de préparer le malade au traitement orthophonique qu'il devra suivre, le plus tôt possible, en remédiant à son état nerveux par une thérapeutique appropriée.

Je rappelle que seul un traitement psychique et fonctionnel, bien conduit, peut amener la guérison du bégaiement.

Il ne faut donc conseiller ni l'électricité, ni l'hypnotisme, ni l'emploi des petits cailloux dans la bouche, ni aucune opération chirurgicale, pas même la section du frein de la langue.

On sait qu'il est de tradition séculaire dans beaucoup de régions de couper le frein de la langue aux enfants, non seulement comme moyen curatif des défauts de prononciation existant, mais encore et surtout sur des nouveau-nés, comme mesure préventive destinée à amener dans l'avenir une élocution parfaite.

Il y a dans cet ordre d'idées une série de légendes (1) bien connues sur lesquelles je ne veux pas

---

(1) V. Chervin. — Faut-il couper le frein de la langue? (Dans la *Voix parlée et chantée*, n° de février 1894).

insister. Il me suffira de mettre en garde les médecins contre l'inutilité de la section du frein. Ils ne doivent pas se laisser entraîner par la facilité relative de l'opération et les habitudes traditionnelles invoquées par les parents. Ils ne doivent recourir à la section que lorsqu'il s'agit de cas d'ankyloglosses bien démontrés empêchant, par exemple, la succion chez des nouveau-nés et par conséquent mettant ces enfants en danger de mort. Mais, il faut bien le reconnaître, ces cas sont très rares.

J'ai vu, pour ma part, des familles s'alarmer de ce que leur bébé tétait mal, et croire que l'enfant avait, comme ils disaient, la *langue nouée*, alors qu'il s'agisait simplement d'enfants malhabiles dans la succion. Avec un peu de patience et quelques exercices de succion sur le doigt, de façon à apprendre à l'enfant à placer sa langue, l'émotion de la famille était dissipée et l'opération qu'on croyait inévitable était déclarée inutile par tout le monde.

En résumé, en matière de bégaiement, rien à faire en dehors d'une orthophonie médicale progressive et raisonnée.

TABLEAU SÉMIOLOGIQUE

RENSEIGNEMENTS GÉNÉRAUX

Sexe, Age. . . . .
Maladies héréditaires dans la famille. . . .
Etat de santé actuel du sujet. . . . .
Nature des maladies antérieures qu'il a eues
Etat mental : calme ? emporté ? émotif ?. .

CARACTÈRE { Gai ? confiant ? énergique ? . . . .
Triste ? inquiet ? déprimé ? phobique ?

Tics, manies . . . .
Influence professionnelle. . . . .
Idiosyncrasies . . . .
Éducation première . . . .

MILIEU OU VIT LE MALADE { Calme ? intelligent ? dévoué ?. .
Brutal ? manque d'encouragement ?
Excentrique ? . . . .

Époque de l'apparition du bégaiement . .

CAUSES PROBABLES { Hérédité. . . . .
Chute, frayeur, colère. . . . .
Maladie . . . .
Imitation . . . .
Mauvaise récitation . . . .
Cause inconnue. . . . .

ÉVOLUTIONS { Apparition subite ou peu à peu . .
En augmentation depuis . . . . . .
Stationnaire. . . . .
En diminution depuis . . . .
Intermittent. . . . .

Exempté du service militaire pour cause de bégaiement ?

INFLUENCES MORALES & PHYSIQUES

INFLUENCES MORALES

- Timidité. . . . .
- Surprise. . . . .
- Colère. . . . .
- Ivresse. . . . .
- Satisfaction . . . .
- Peine . . . .
- Rêve . . . .

INFLUENCES PHYSIQUES

- Chaud. . . . .
- Froid . . . .
- Humide . . . .
- Orage . . . .
- Matin . . . .
- Soir . . . .
- A jeun. . . . .
- Après repas . . . .

TROUBLES RESPIRATOIRES

Inspiration entrecoupée. . . . .
— nasale. . . . .
— humée. . . . .
— brusque. . . . .
Expiration anticipée . . . .
— nasale. . . . .
— brusque. . . . .
— saccadée. . . . .
— suspendue. . . . .
Suffocation momentanée. . . . .
Constriction à la glotte . . . .
Fatigue à la poitrine . . . .

PHÉNOMÈNES PATHOLOGIQUES

Face enluminée. . . . .
Yeux hagards . . . .
Strabisme. . . . .
Veines jugulaires gonflées. . . . .
Agitation des membres supérieurs. . . . .
— — inférieurs . . . . .
Corps penché en avant. . . . .
— à droite, à gauche . . . .
— renversé. . . . .
Hochement convulsif de la tête . . . . . .
Clignotement des paupières. . . . .
Dilatation des narines . . . .
Mâchoire à ressort . . . .
Lèvres rétractées à gauche, à droite. . .
Lèvre inférieure pendante à gauche, à droite
Lèvres collées . . . .
— agitées convulsivement . . . . . .
Langue projetée hors de la bouche. . . . .
— agitée bruyamment . . . .
— contracturée. . . . .
Bouche béante . . . .
Salivation extra-buccale et aérée. . . . . .
Sifflement . . . .
Jappement. . . . .

MANIFESTATIONS DU BÉGAIEMENT

MANIFESTATION DU BÉGAIEMENT DANS

Lecture à haute voix . . . . . .
— à voix basse . . . .
Récitation à haute voix. . . . . .
— à voix basse . . . . .
Conversation à haute voix . . . .
— à voix basse . . . .
— familière . . . . . .
— surveillée . . . . .
Chant . . . .
Langue étrangère. . . . .

ÉMISSION DE LA PAROLE CARACTÉRISÉE PAR

Consonne prolongée . . . .
Voyelle aspirée . . . .
— expirée . . . .
— prolongée. . . . .
— butée. . . . .
— répétée . . . .
Syllabe aspirée . . . .
— expirée . . . .
— suspendue . . . .
— brusque . . . .
— saccadée . . . .
— butée . . . .
— aboyée . . . .

Bégaiement plus ou moins fréquent dans voyelles que dans consonnes. . . . . .

LETTRES PARTICULIÈREMENT DIFFICILES

LINGUALES	Dentales.	Soufflées. . . .	Z. S. . .
		Demi-explosive.	N . . . .
		Explosives. . .	D. T. . .
	Palatales.	Soufflées	J CH. .
		Demi-explosives	L. R . .
		Explosives . .	Gue. K .
LABIALES	Dentales. .	Soufflées	V. F . .
	Nasale. . .	Demi-explosive	M. . . .
	Orales. . .	Explosives . . .	B. P . .
CONSONNES DOUBLES	Où se trouve L.		BL. PL. . . . . .
			VL. FL. . . . . .
			GL. CL. . . . . .
	Où se trouve R.		BR. PR. . . . . .
			DR. TR. . . . . .
			GR. CR. . . . . .
			VR. FR. . . . . .

OBSERVATIONS SPÉCIALES

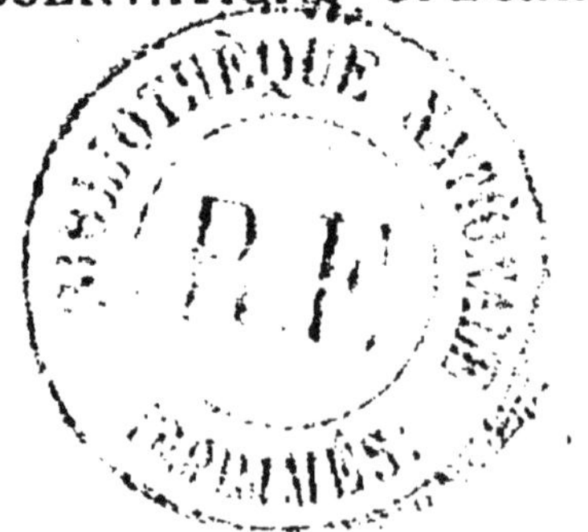

TROISIÈME PARTIE

LA BLÉSITÉ ET SES VARIÉTÉS.

Le Grasseyement.

CHAPITRE VII

Je viens de parler du bégaiement et je crois avoir démontré que c'est une véritable maladie de la parole dont les symptômes sont nets et précis.

Il me reste à dire quelques mots de certains vices de prononciation, qui, en dépit d'une symptomatologie très simple, apportent, cependant, dans les obligations quotidiennes des relations sociales, une gêne et une infériorité notoire pour ceux qui en sont atteints. Les anciens s'en préoccupaient dejà : « Balbus autem et *atypus* (c'est celui qui n'articule pas distinctement), vitiosi magis quam morbosi sunt, » dit un personnage dans Aulu-Gelle.

Ulpien même se demande dans le *Digeste* si les personnes atteintes de blésité sont saines d'esprit, et il veut bien conclure par l'affirmative.

On désigne sous le nom générique de *blésité* une foule de défauts de prononciation caractérisés par la substitution, la déformation ou la suppression d'une ou de plusieurs consonnes.

Ce n'est pas toujours sous le nom de blésité que ces défauts de prononciation sont connus. Leur nom varie avec les régions ; on les nomme : zézaiement, clichement, grasseyement, blésement, sesseyement, jotement, chuintement, mytacisme, accent auvergnat, picard, gascon, alsacien, parler phœbus, charabia, etc., etc.

C'est à tort qu'on considère ces défauts de prononciation comme étant sans importance, et que trop souvent on les encourage sous prétexte qu'ils ajoutent encore à la grâce de l'enfance et donnent de la mignardise au langage. Ils donnent, au contraire, à ceux qui en sont atteints, et qui ne sont plus des bébés, un air de niaiserie qui expose fort au ridicule.

En voici une preuve curieuse que nous empruntons à M. Legouvé (1). « M. Régnier était jeune, il fut chargé d'un rôle de niais, mais il ne savait comment exprimer ce caractère ; le hasard le conduit chez un marchand où se trouvait un acheteur qui blésait ; les commis eux-mêmes souriaient en l'écoutant : je tiens mon rôle, se dit M. Régnier, cet homme à l'air d'un imbécile, je n'ai qu'à l'imiter.» Vous voyez, ajoute M. Legouvé, que ce défaut vaut qu'on le corrige.

---

(1) *L'art de la lecture*, par Ernest Legouvé, de l'Académie française. Ch. VI, p. 58. — Paris, chez Hetzel, 14e édition.

Dans le même ordre d'idées, je dirai qu'un auteur de mémoires du XVIIIe siècle raconte que « la duchesse de Chaulnes *zézayait pour se rajeunir.* »

Je pourrais conter de nombreuses anecdotes à ce sujet, je n'en citerai qu'une ; elle est historique, et mérite d'être rapportée.

Mlle de Ludres, chanoinesse et fille d'honneur de la Reine, et deux autres dames de la Cour, mesdames de Coetlogon et de Rouvray, avaient été mordues par un chien enragé. Suivant la thérapeutique du moment (et qui est bien loin de celle de M. Pasteur) on devait, pour se guérir de la rage se faire jeter trois fois à la mer. Ces dames partent donc, sur l'ordre du roi, pour Dieppe, afin d'y suivre le traitement indiqué.

Mme de Sévigné, toujours railleuse, écrit la nouvelle à Mme de Grignan et en profite pour tourner en ridicule Mlle de Ludres, qui était atteinte d'un zézaiement très prononcé, dont la Cour se moquait.

« *Ah ! zézu, Madame de Grignan, l'étranze zoze d'être zetée toute nue dans la mer !* » écrit Mme de Sévigné à sa fille (13 mars 1671), parodiant ainsi la manière de parler de Mlle de Ludres.

La blésité est plus fréquente dans le sexe féminin que dans le sexe masculin, à l'inverse de ce qui se produit pour le bégaiement.

Et, de fait, il est rare de trouver un couvent, un pensionnat de demoiselles, un salon mondain, sans une ou plusieurs jeunes filles ayant une prononciation défectueuse.

Remarquons que toutes ces jeunes filles ont été parfaitement élevées. Non seulement leur instruction a été soignée, mais encore leur éducation physique et morale n'a rien laissé à désirer. Elles savent se présenter dans le monde, elles dansent avec élégance, jouent du piano, chantent avec goût. Et, tandis qu'on surveillait très attentivement leur maintien, qu'on attachait de l'importance à leur vêtement, à leur parure, qu'on se préoccupait de dissimuler quelques petites imperfections physiques souvent légères et insignifiantes, personne ne s'est jamais avisé de leur dire qu'elles sortaient la langue de la bouche en parlant, ce qui est fort laid; qu'elles tordaient la bouche en prononçant certaines lettres, ce qui, indépendamment du défaut de langage, nuit à la régularité de leur visage ; qu'elles dénaturaient tellement les mots qu'elles semblaient parler une sorte de patois, ce qui ne contribue pas à l'agrément de la conversation.

Il faudrait réagir contre cette insouciance d'une prononciation correcte. Et, à mon avis, il me paraît aussi utile — pour ne pas dire davantage — de surveiller avec soin l'orthographe des mots écrits que la prononciation des mots parlés.

Je me suis souvent demandé la raison de ces négligences, et je n'en vois d'autre explication que dans la persuasion erronée où se trouvent les familles des intéressées du peu d'importance de ces défauts de prononciation. Je dois dire, cependant, qu'il y a des parents qui non seulement n'en sont pas choqués, parce qu'ils se sont peu à peu habitués à ces manières vicieuses de parler, mais encore qui, par suite d'un véritable défaut d'éducation auditive, ne s'en sont jamais aperçu. Ils sont tout surpris lorsqu'on leur apprend que leurs enfants ont un défaut de prononciation qui éclate à toutes les oreilles, même les moins délicates.

Les amis et connaissances n'osent pas toujours en parler, ou bien redoutent quelquefois l'excès de tendresse qui rend aveugles les parents et les porte à dire, avec le hibou de La Fontaine :

> . . . . . mes petits sont mignons,
> Beaux, bien faits et jolis sur tous leurs compagnons.

Mais les vrais coupables, ce sont les maîtres qui tolèrent, comme une chose naturelle, que des élèves atteints de blésité récitent des leçons d'une manière incompréhensible. En négligeant d'appeler l'attention des familles sur l'imperfection de la prononciation de leurs enfants, ils ne remplissent pas tout leur devoir, qui est de travailler à faire des enfants qui leur sont confiés des êtres capables de tenir leur place dans la société. Or, il est bien certain que ceux qui ont une défectuosité quelconque de la parole ne sont pas dans les conditions favorables pour affronter les nécessités de la vie. Tôt ou tard, ils ont à souffrir de leurs défauts de prononciation et ils en viennent à regretter le manque de vigilance de leur famille et de leur maître.

Faut-il ajouter que, pour tous ceux qui doivent paraître en public, la blésité constitue en quelque sorte un vice rédhibitoire?

Au théâtre, par exemple, il faut beaucoup d'indulgence de la part du public pour accepter sans protestation que Faust dise à Marguerite :

Lai*ch*e-moi, lai*ch*e-moi contempler ton vi*z*a*z*e.

Quelle influence un avocat pourrait-il avoir sur le jury s'il venait défendre un inno*ch*ent accu*j*é d'a*ch*a*ch*inat !

Il importe donc de se corriger de ce défaut, puisque la chose est possible.

La blésité n'est pas le résultat d'un défaut organique. Elle ne provient pas, comme le croient certaines personnes, de ce que la langue est trop courte, trop longue, trop épaisse, trop faible, ou encore de ce que le filet n'a pas été bien coupé. Il ne faut pas davantage en accuser l'implantation vicieuse des dents. Sans doute, ces causes peuvent produire des défauts de prononciation analogues à la blésité ; mais ce ne sont que de très rares exceptions. Dans la très grande majorité des cas, — on peut presque dire quatre-vingt-dix-neuf fois sur cent, — la blésité est le résultat d'une fausse manœuvre ou de l'inexpérience de la langue dans la prononciation de la consonne.

Il faut ajouter cependant que, par suite d'habitudes locales de prononciation, la blésité est pour ainsi dire à l'état endémique dans certaines provinces de la France : en Auvergne, en Provence, en

Gascogne, en Picardie et dans les Flandres. Enfin, on sait que le *th* anglais et le *z* espagnol ont une prononciation qui se rapproche de la prononciation vicieuse de l'*s* français.

La mode a fait des siennes. On se rappelle, en effet, l'époque des incroyables et des merveilleuses, où il était de bon ton de zézayer horriblement. Non seulement les incroyables avaient banni la lettre *r* de leur vocabulaire, mais ils remplaçaient aussi le *ch* par un *s* et le *j* par un *z*, ce qui leur faisait dire : *Paole d'honneu panassée ; visaze anzélique ;* les *sarmes d'une belle.* Si nous n'avions mieux à faire, nous donnerions un passage du *Journal des incroyables* qui est complètement écrit dans ce langage ridicule.

J'ajoute que les raffinements de la mode avaient fait déjà commettre la même sottise aux Romains de la décadence. En effet, si l'on en croit les historiens, les jolies femmes de Rome avaient adopté la mode de substituer dans leur prononciation le *z* au *g* ou à l'*s* et disaient, par exemple : fizere ozcula pour figere oscula (donner des baisers). Non seulement elles affectaient de zézayer, mais encore elles apprenaient à leurs perroquets à en faire autant :

> Non fuit in terris vocum simulantior ales,
> Reddebas *blæso* tam bene verba sono.
>
> Ovide, amor, II ; VI, 23.

Faut-il dire, enfin, qu'Alcibiade remplaçait les *r* par des *l* et que les Athéniens trouvaient cette prononciation charmante dans la bouche de leur enfant gâté ? Il faut avouer qu'au témoignage de

Suidas, c'était un défaut assez commun à Athènes. « Nous appelons τραυλοι, dit-il, ceux qui prononcent λ au lieu de ρ et ψελλοι ceux qui, en parlant, suppriment une lettre ou même une syllabe.

Les variétés de la blésité peuvent toutes se rattacher à l'un des groupes suivants :

1° blésité portant sur les consonnes *z*, *s*, *j*, *ch* ;
2° — d'autres consonnes ;
3° — les voyelles.

La blésité portant sur les consonnes linguales *z*, *s*, *j*, *ch*, est de beaucoup la plus fréquente.

Il semble assez curieux, au premier abord, que la blésité soit, en quelque sorte, localisée sur ces quatre consonnes.

Mais la chose s'explique lorsqu'on considère leurs affinités et les caractères communs qui les lient étroitement.

Non seulement, en effet, elles ont une grande ressemblance dans le mécanisme de leur prononciation, mais on sait de plus qu'elles ont fourni des permutations linguistiques innombrables dans la formation ou la transformation des mots.

Nous en trouvons la trace dans l'histoire des anciens dialectes français et, plus près de nous, dans l'étude des patois parlés actuellement encore dans les différentes provinces.

Ces permutations ont eu lieu quelquefois entre consonnes de même nature par substitution d'une consonne sonore à la muette correspondante, par exemple, entre *z* et *s*, ou entre *j* et *ch*. D'autres fois elles ont eu lieu entre consonnes présentant un caractère phonétique semblable; par exemple, entre les consonnes sonores *z* et *j* ou entre les muettes *s* et *ch*.

Ces transformations linguistiques qui appartiennent à l'histoire de la formation de la prononciation sont les effets des permutations successives éprouvées par les mots soit par l'action de la Cour, du Parlement ou plus simplement encore de la mode, soit par une tendance naturelle qui nous pousse à adoucir la prononciation, en remplaçant les lettres dures par les douces correspondantes.

M. Charles Thurot a consacré deux gros volumes, bien connus des érudits, à *la prononciation française depuis le commencement du XVIe siècle, d'après les témoignages des grammairiens* (1). Ceux que la question intéresse y trouveront exposées, dans le plus grand détail, les phases diverses par lesquelles a passé la prononciation des mots et des lettres et notamment des quatre consonnes qui nous occupent.

Rappelons seulement que vers la fin du XVIIIe siècle, lorsque la prononciation commençait à être à peu près fixée, les permutations étaient moins à la mode. Un grammairien de valeur (2), J.-B. Roche, dit avec raison que « *toutes ces altérations de con-*

(1) Paris. Imprimerie nationale (1881-83).

(2) Entretiens sur l'orthographe française et autres objets analogues. Nantes, 1777, in-8°.

sonnes qu'on propose comme des lois ne sont bonnes qu'à perpétuer des vices de prononciation ».

Il est juste de dire que ces permutations de consonnes qui constituent, de nos jours, des défauts de prononciation, n'impliquent pas toujours une difficulté véritable d'articulation. C'est, le plus souvent, une simple négligence de prononciation ; une sorte de survivance d'une prononciation ancienne qui est restée dans la langue vulgaire. Dans ces cas très simples, une légère surveillance peut suffire pour donner la prononciation correcte.

Mais, le plus ordinairement, il ne s'agit pas seulement d'une simple négligence. Il y a une impossibilité véritable de prononcer correctement la lettre, par suite d'inhabileté fonctionnelle de la langue qui ne se place pas spontanément au point d'élection de la consonne. Dans ces cas, il faut, pour corriger la blésité, une éducation spéciale de l'organe. Il y a plus encore, j'ai vu souvent des personnes atteintes d'une blésité très marquée qui ne distinguaient pas la différence qu'il y avait entre leur prononciation vicieuse et la prononciation corrrecte. S'agissait-il par exemple de dire le mot : *chapeau* ? Ces personnes prononçaient *sa*peau et ne saisissaient pas la différence entre ces deux sons : *sa* et *cha* sonnaient de la même manière à leur oreille.

On comprend qu'il y a là plus qu'une mauvaise habitude, il s'agit d'une lacune dans l'analyse des sons par l'oreille. Cette particularité est importante à signaler : car il est évident que, pour arriver à apprendre au sujet la prononciation correcte de la consonne, il faut tout d'abord l'amener, par des exercices spéciaux, à saisir la différence entre la bonne et la mauvaise prononciation.

Un examen attentif du sujet est donc indispensable pour orienter le traitement.

Quant au pronostic, il est toujours favorable. Je ne fais d'exception que pour certains amnésiques verbaux qui oublient, d'une leçon à l'autre, ce qu'on leur apprend.

Nous allons étudier maintenant la blésité et ses variétés, selon qu'il s'agit de la substitution, de la déformation ou de la suppression des consonnes.

I

Zézayement, Clichement.

J'ai dit que la blésité portant sur les consonnes linguales soufflées *z*, *s*, *j*, *ch*, est, de beaucoup, la plus fréquente. Ordinairement, ces quatre lettres sont mal prononcées ; il y a cependant des cas où le vice de prononciation porte uniquement sur *z*, *s*, ou sur *j*, *ch*, mais une quelconque de ces quatre consonnes est rarement atteinte toute seule.

On donne le nom de zézaiement lorsque le défaut porte sur *z*, *s*, et de clichement lorsqu'il est localisé sur *j*, *ch*.

La substitution d'une consonne à une autre a lieu, le plus souvent, par la permutation d'une des quatre consonnes avec l'une quelconque des autres.

Exemples : *chauchichon*, pour *saucisson*.
cinssolin, — *zinzolin*.
sercer, — *chercher*.
zouzou, — *joujou*.

C'est cette forme qui se rapproche de l'accent auvergnat et gascon.

D'autres fois,la substitution a lieu par n'importe quelle consonne, mais de préférence par une autre linguale.

Exemples : *totiton*, pour *saucisson*.
linlolin, — *zinzolin*.
nerner, — *chercher*.
doudou, — *joujou*.

Mais, dans tous ces cas, la substitution se fait par des lettres assez bien prononcées, qu'on substitue à d'autres ; le défaut existe principalement dans la permutation.

La déformation de ces consonnes se produit par une position vicieuse de la langue ou des lèvres pour la prononciation des consonnes *z*, *s*, *j*, *ch*. L'émission de la consonne est accompagnée d'une sorte de sifflement qu'il est très difficile de reproduire exactement par écrit, mais qui ressemble à l'adjonction d'une sorte de *ll* mouillée.

Exemples : *sllausllissllon*, pour *saucisson*.
zllinzllolin, — *zinzolin*.
chllerchller, — *chercher*.
zllouzllou, — *joujou*

Dans ces cas, la parole est généralement accom pagnée de grimaces plus ou moins accentuées de la bouche qui ajoutent encore à la laideur du vice de prononciation lui-même.

Elision. — Il arrive quelquefois que la blésité n'est caractérisée ni par la substitution, ni par la déformation d'une de ces quatre consonnes, mais par sa suppression complète.

Exemples : *o..i..on*, pour *saucisson*.
in..o..lin, — *zinzolin*.
er..er, — *chercher*.
ou..ou, — *joujou*.

Ce défaut de prononciation rend la compréhension des mots très difficile, et empêche souvent les personnes qui en sont atteintes d'être comprises par d'autres que par leur entourage habituel.

II

Blésités diverses

Les blésités portant sur les consonnes autres que les quatre dont il vient d'être parlé varient à l'infini. Elles atteignent indistinctement toutes les consonnes.

Substitution. — En voici quelques exemples :

fifeur, pour *viveur*.
nounou, — *loulou*.
loti, — *rôti*.
tartassonne, — *Carcassonne*.
ponpon, — *bonbon*.
darçon — *garçon*

Le plus souvent, cette substitution se fait entre lettres de la même famille, la consonne dure se substituant à la consonne douce. Cette forme se rapproche un peu de l'accent alsacien.

Il existe encore un grand nombre d'articulations vicieuses, spéciales à certaines contrées et qu'on peut ranger dans la catégorie des blésités diverses. De ce nombre se trouvent les prononciations suivantes : campa*ne* pour campagne ; fi*le* pour fille ; bout*èle* pour bouteille ; *que*val pour cheval ; mou*k* pour mouche, etc.

Déformation. — Lorsque l'articulation est accompagnée de grimaces ou de positions vicieuses de la langue ou des lèvres, il en résulte, comme pour les soufflées, une sorte de sifflement qui vient se surajouter à la consonne fondamentale en produisant un son rappelant celui de la double *ll* mouillée.

Exemples : *fllatal*, pour *fatal*.
blleau, — *beau*.

Elision. — Enfin quelquefois les consonnes sont purement et simplement supprimées.

Exemples : *ar..antua*, pour *Gargantua*.
on..on, — *bonbon*.

III

Grasseyement

Le grasseyement ou parler gras (du latin crassus, épais, gras) est un défaut de prononciation consistant à prononcer la lettre R du fond du gosier avec un caractère guttural et étouffé, alors que, normalement, elle doit se prononcer dans la partie antérieure de la bouche et être très vibrante.

Donders, qui a fait des recherches particulières sur la consonne R, en distingue quatre variétés. Sans entrer dans les détails de cette très intéressante étude, nous dirons que, d'après ce savant, le nombre des vibrations simples caractérisques de l'R normal varie entre 60 et 70 par seconde, tandis que l'R du grasseyement ne correspond qu'à un nombre de 38 à 56 vibrations simples par seconde.

Le grasseyement ne constitue un défaut de prononciation dans le langage courant que lorsqu'il est véritablement très accentué. A Paris, par exemple, on grasseye légèrement, c'est-à-dire qu'on ne roule généralement pas les R du bout de la langue comme on le fait en Italie ou en Espagne. Mais on ne peut pas dire que cette manière de parler soit vicieuse et constitue un défaut de prononciation à l'état endémique, comme cela a lieu, par exemple, pour le parler auvergnat.

Je serais presque tenté de dire avec Palsgrave :

« *Il grassie un petit, mais cela luy sied bien* ».

Faut-il grasseyer ? dit un personnage dans la comédie de Ninette, de Favart, *cela ne fait pas mal.*»

Il n'en est pas de même dans le midi de la France, en Provence notamment, où l'on parle gras, où l'on grasseye très fortement, au point que cela constitue un véritable défaut de prononciation qui, tout général qu'il est, n'en est pas moins choquant. Il ne faut pas confondre le grasseyement proprement dit avec d'autres manières vicieuses de prononcer qui affectent également la consonne *R*.

De ce nombre se trouve la substitution de la lettre *l* à l'*r* qu'on rencontre souvent dans le babil des petits enfants qui disent volontiers : *plête*-moi cela, pour : prête-moi cela. Enfin, la suppression pure et simple de l'*r*, mis à la mode par Garat, au temps de nos incroyables et dont j'ai déjà parlé.

Toutes ces substitutions rentrent dans la catégorie des blésités et doivent être traitées comme telles.

Le grasseyement, même le plus léger, n'est pas toléré au théâtre, soit dans la déclamation, soit dans le chant. Il ne faut donc pas s'étonner de voir tous les professeurs de déclamation, et le grand Talma lui-même, donner des conseils pour la correction de ce défaut de prononciation qui est comme un vice rédhibitoire pour tous ceux qui veulent aborder la scène.

La méthode de Talma, qui est enseignée encore à l'heure actuelle dans les Conservatoires de déclamation, est absolument artificielle. Elle consiste à substituer à la consonne R une consonne analogue et peu à peu d'essayer de passer de la consonne substituée à la lettre R cherchée.

M. Legouvé, dont le talent poétise tout, l'a décrite de la manière suivante (1) : « Figurez-vous une jeune fille qui se cache au bal dans un coin, que deux de ses amies appellent et qu'elles entraînent dans leur ronde ; mais bientôt une des deux danseuses s'éclipse, puis l'autre, et voilà la dernière venue forcée de danser seule. Ainsi faisait Talma. »

Sa méthode est très connue dans ses grandes lignes; mais, pour la juger, il faut la considérer dans les détails de son application. Nous ne croyons donc mieux faire que d'en reproduire la description complète — bien qu'un peu longue — donnée par un de ses plus fervents défenseurs et un de ceux qui l'ont le plus et le mieux pratiquée avec Talma lui-même.

Voici donc, textuellement, l'exposé fait par le Dr F. Fournier dans le Dictionnaire des Sciences médicales (2).

« Il conviendra de choisir pour les premiers exercices un mot dans la composition duquel il n'entre qu'un seul *r* : la première lettre de ce mot sera un *t*, et précédera l'*r* : par exemple le substantif *travail*. L'on écrira *tdavail*, en substituant un *d* à l'*r* ; alors l'élève, auquel il aura été recommandé d'effacer de sa pensée l'idée de la lettre *r*, prononcera plusieurs fois le *t* et le *d* séparément, en unis-

(1) L'*Art de la lecture*, l. c. p. 60.

(2) Édition Panckoucke, 1817, Article *grasseyement*.

sant toujours la fin du mot, ainsi *t*, *d*, *avail*. Insensiblement il ajoutera un *e* muet entre *t* et le *d*, et divisera ce mot nouveau en trois syllabes : *te-da-vail*. Cet exercice ayant été fait à diverses reprises, le même mot sera prononcé dans une seule impulsion de la voix, mais lentement : *tedavail*. Successivement on le prononce plus rapidement ; dans la vitesse de l'articulation, l'*e* qui avait été introduit se retranche et laisse *tdavail*. L'on continue à faire prononcer le mot le plus précipitamment possible, en unissant intimement le son du *t* avec celui du *d* et en imprimant plus de force à l'articulation de la première lettre. Déjà l'élève, par ce nouveau procédé, donne à l'auditeur, et sans s'en douter, l'idée de la lettre *r* dont le son semble résulter de l'union rapide du *t* et du *d*. Insensiblement l'*r* s'articule, et la consonne *d*, que l'on pourrait appeler ici génératrice, disparaît, pour que la lettre créée tout récemment prenne son essor. Dans cet exercice l'*r* s'articule d'une manière naturelle : car le *t* et le *d*, beaucoup plus faciles à former, sont cependant produits par le même mécanisme que l'*r*, du moins quant aux positions relatives des mâchoires et de la langue.

« Après avoir obtenu le *succès (sic)* dont nous venons de faire mention, il convient d'expliquer à l'élève et de lui démontrer le mécanisme de l'articulation naturelle de la lettre que, pour la première fois, il vient de prononcer correctement. On lui fait ensuite placer sa langue dans la position nécessaire pour prononcer les R ; il essaye d'articuler l'*r* seul, et il est incessamment surveillé, afin qu'il n'emploie aucun son guttural. Lorsqu'il devient familier avec ces premiers exercices, il lui en est prescrit un autre par lequel on commencerait vainement : son objet est de produire la syllabe *re*. Voici comme l'élève procédera : il articulera plusieurs fois de suite les lettres *t* et *d* ; la première se prononce d'une voix ferme, et le *d* plus doucement et après une inspiration. Quelques moments après l'élève ajoute à la suite de *td* le son *re*, articulé doucement et pendant la même expiration que le *d*, comme si le *re* était uni à la consonne précédente, Ce n'est point tout encore ; bientôt ce monosyllabe *re*, toujours en suivant le même procédé, se transforme en une consonne, et ce sera un *r* que l'élève articulera. La durée de cette prononciation pendant l'exercice qui vient d'être exposé doit être graduée, comme si le *t*, le *d* et l'*r* formaient une mesure musicale, le *d* valant une noire, et les deux autres lettres chacune une croche. D'abord la syllabe *re* s'articule imparfaitement, puis l'*r* s'y fait sentir un peu ; et enfin cette consonne sort avec une certaine force, qui donne déjà une idée de sa rudesse et des progrès de l'élève, auquel il convient de faire redire le mot *travail* et d'autres de même structure, tels que *trône*, *trompé*, etc. Ces expériences ayant donné des résultats satisfaisants, il faut se hâter de profiter des dispositions favorables des organes de la parole, afin de les soumettre à des exercices plus compliqués et par conséquent plus difficiles encore. L'on choisira donc un mot privé de la lettrè *t*, comme :

ordre. Ici, il faut user d'une autre espèce d'artifice : le mot étant écrit n'a plus d'*r* ; un *t* et un *e* ont été substitués à cette consonne et l'élève lit *otede* ; après avoir prononcé, à plusieurs reprises, ce mot comme il vient d'être écrit, la voyelle *e* sera retranchée ; le *t* et le *d* devront être articulés ensemble, comme dans la première leçon. En suivant la même marche, la même gradation, l'élève parviendra à faire sentir le son de l'*r* ; le son augmentera par degrés, jusqu'à ce qu'il sorte régulièrement. Après qu'un individu, grasseyant, aura acquis la faculté d'articuler les *r* qui, dans les mots, sont précédés et suivis d'autres lettres, il lui restera encore la tâche, difficile, d'arriver à la formation correcte et suivie de celles de ces consonnes harmoniques disposées au commencement et à la fin des mots, comme *rhétorique, plaisir*. Il faut employer, dans ces circonstances, la même méthode dont on vient de faire l'analyse : ainsi *te, dé torique*, puis *t, d, torique* et enfin *rhétorique*. La consonne finale s'obtiendra par plaisir-*te-de*, puis *plaisit, de*, et définitivement le mot correct s'articule sans grasseyement ».

Le Dr Fournier ajoute : « La méthode *simple* qui vient d'être exposée suffit pour guérir le grasseyement. » J'avoue, pour ma part, que je trouve cette méthode extrêmement *compliquée*. Et j'ajoute que lorsque cette gymnastique linguale (qui me fait l'effet d'un dressage de haute école) donne des résultats, c'est l'exception, et encore après des années d'un travail fastidieux.

La méthode que j'emploie est à la fois plus expéditive et plus rationnelle. Elle consiste tout simplement — comme pour toutes les blésités — à enseigner *d'emblée*, dès la première leçon, la position naturelle et physiologique de la langue pour la prononciation de l'*r*. C'est ce que faisaient Talma et Fournier, mais après de longs mois d'un travail ridicule de dénaturation successive des lettres d'un mécanisme plus ou moins similaire.

Il faut donc abandonner la méthode Talma pour pratiquer une méthode plus scientifique, et par cela même plus vraie, que j'ai exposée.

IV

Les sons-voyelles sont rarement bien prononcés par les personnes atteintes d'une blésité portant sur une consonne quelconque. Ce sont généralement les voyelles *in*, *an*, *on*, *un*, *eu*, *ou*, qui sont mal prononcées.

Exemples : *in jour*, pour *un jour*.
onfont, — *enfant*.
chaquin, — *chacun*.

On vient de voir combien sont nombreuses les variétés de la blésité. Mais, quels qu'ils soient, tous ces défauts de prononciation peuvent toujours disparaître, sans crainte de récidive, en quinze ou vingt jours d'un travail assidu et attentif.

Aucun appareil, aucun *truc* n'est nécessaire pour cela. Comme pour le bégaiement, c'est à la physiologie qu'il faut faire appel.

QUATRIÈME PARTIE

DES FISSURES PALATINES

au point de vue orthophonique

CHAPITRE VIII

Les divisions palatines congénitales ou acquises ont pour conséquence d'altérer considérablement la prononciation. On remédie à ce trouble en supprimant d'abord la fissure, soit au moyen d'appareils prothétiques, soit au moyen d'opérations chirurgicales, et en procédant ensuite à une éducation orthophonique appropriée, indispensable.

Au point de vue purement chirurgical ou prothétique, tout a été dit, et je n'ai rien à ajouter. Mais je ne crois pas qu'on ait toujours tenu un compte suffisant des indications à remplir pour que les besoins de la phonation fussent satisfaits.

Je vais essayer de combler cette lacune, en me plaçant uniquement au point de vue des meilleurs moyens de remédier aux troubles phonateurs résultant des fissures palatines.

FISSURES CONGÉNITALES

Lorsqu'on examine un sujet atteint d'une division congénitale portant sur le palais membraneux ou sur le palais osseux, on constate un trouble particulier de la parole, trouble plus ou moins accentué, difficile à définir et à décrire, et qu'on ne peut mieux comparer qu'à un langage considérablement nasonné et dont presque toutes les consonnes sont absentes ou tellement déformées qu'elles sont méconnaissables. Il en résulte le plus ordinairement un langage absolument incompréhensible, causé, cela va sans dire, par la béance palatine.

Ces troubles phonateurs sont plus ou moins accentués et ne paraissent pas toujours en rapport avec l'importance des pertes de substance.

Il n'est pas rare, en effet, de voir chez des sujets atteints d'une très légère division du voile palatin un langage inarticulé et nasonné tout à fait incompréhensible. Le contraire a lieu également. Et des sujets chez lesquels le voile du palais est absolument fendu de haut en bas ont parfois un langage compréhensible avec un peu d'attention et de bienveillance.

Cette si curieuse inconstance dans la gravité des troubles de la parole par rapport à l'importance de la lésion n'a pas échappé à l'attention des observateurs. Tous l'ont signalée; mais aucun, à ma connaissance du moins, ne l'a expliquée.

Dans une communication au Congrès français de chirurgie de 1889, j'ai donné une explication que mes observations subséquentes n'ont fait que confirmer : « Si l'espace compris entre le pharynx et le voile palatin est trop grand, l'articulation est incompréhensible, quel que soit le peu d'importance de la division du voile. Si cet espace est dans des dimensions normales, la parole peut être intelligible, malgré une division assez étendue.

« En effet, pour parler, il faut avant tout que le courant d'air expiré par les poumons passe par la bouche. Si, comme cela arrive le plus généralement, la malformation ne porte pas seulement sur le voile du palais, mais encore sur les cavités nasales qui sont agrandies, déformées, asymétriques, et sur les portions buccale et nasale du pharynx qui sont d'un calibre plus considérable qu'à l'ordinaire, l'air s'engouffre en quelque sorte dans les cavités nasales au préjudice de la cavité buccale.

« Les sujets chez lesquels le pharynx a des dimensions normales et qui ont l'oreille assez exercée, assez perfectionnée, pour saisir la tonalité des sons articulés, peuvent quelquefois arriver, par des efforts personnels d'une volonté énergique, en dehors même d'une opération plastique, à acquérir une articulation intelligible (1). »

---

(1) Traitement méthodique des troubles de la parole causés par les divisions congénitales palatines (In *Procès-verbaux du Congrès français de chirurgie*, séance du 12 octobre 1889.)

Telle est, à mon avis, l'explication de cette apparente bizarrerie.

Quoi qu'il en soit, le trouble phonateur existe dans la grande majorité des cas, et il faut y remédier dans la mesure du possible.

C'est ici que se pose le problème : De quelle manière et à quel moment faut-il intervenir ?

Et d'abord, au point de vue spécial du rétablissement futur de la phonation dans les meilleures conditions, faut-il faire un appareil prothétique ou une opération chirurgicale ?

Je réponds, sans hésiter, que, toutes les fois que l'opération chirurgicale est possible, il est préférable d'y avoir recours. Les appareils prothétiques conviennent particulièrement, comme l'a fait remarquer Trélat lui-même, aux trois conditions suivantes : 1° échecs opératoires irréparables ; 2° divisions inopérables en raison de leur étendue ; 3° refus de toute opération sanglante.

L'autoplastie palatine a sur la prothèse un certain nombre d'avantages généraux très appréciables que je me bornerai à citer, pour ne pas m'écarter de mon sujet : je veux parler de la restitution de la gustation et surtout de la sanité des cavités nasale et buccale. Mais l'opération chirurgicale a encore l'incomparable supériorité d'être une mesure définitive, tandis que l'appareil prothétique, même le plus simple, a besoin d'être renouvelé. C'est là une considération de première importance au point de vue matériel, même pour les familles aisées, et, à plus forte raison, pour les petites bourses, et enfin pour la clientèle hospitalière. Les divisions congénitales sont, on le sait, bien souvent héréditaires, et, pour ma part, je connais, notamment, une famille de petits bourgeois composée de cinq enfants dont deux ont des becs-de-lièvre simples, et les trois autres, des divisions palatines. La confection et le renouvellement d'appareils prothétiques eussent été ruineux dans ces cas. L'opération était possible ; elle fut faite, réussit parfaitement et fut un véritable bienfait pour cette famille.

Faut-il ajouter que, dans la clientèle hospitalière, si peu soigneuse d'ordinaire, une pièce prothétique un peu délicate, comme le sont celles en question, rend peu de services : car le malade se fatigue bien vite de porter un appareil qui demande des soins de propreté, renouvelés plusieurs fois par jour.

Mais, pour rester sur le terrain orthophonique où je me suis uniquement placé, je dois montrer que les conditions phonatrices sont ordinairement plus favorables après l'opération qu'après la prothèse.

C'est une légende que certains partisans de la prothèse à outrance s'efforcent d'entretenir, à savoir que le voile du palais après l'opération est toujours trop court, et que, de ce fait, la parole laisse particulièrement à désirer. Avec un appareil prothétique, au contraire, l'éducation de la parole, d'après les mêmes personnes, serait plus facile et donnerait de meilleurs résultats, parce qu'on peut faire un voile du palais artificiel aussi long qu'on veut.

A cela, je réponds que la question n'est pas d'avoir

un voile du palais d'une très grande longueur ; il faut et il suffit qu'il soit d'une longueur raisonnable, et je dois dire que lorsque l'opération a été bien faite elle fournit, dans la très grande majorité des cas, un voile du palais suffisant pour la phonation. Cela est tellement vrai que, dans un cas où l'opération faite par un chirurgien de Berlin sur une fillette de neuf ans n'avait pas réussi et où le voile du palais était mal restauré, je suis arrivé cependant, par des exercices rationnels et méthodiques, à donner en deux mois, à cette enfant, une prononciation très satisfaisante. J'ajoute que, pendant trois mois, l'enfant avait suivi infructueusement des leçons, sans méthode précise, il est vrai, chez un professeur de sourds-muets berlinois.

Il ne faut pas croire, en effet, qu'il soit utile et possible d'allonger indéfiniment le voile du palais au point de lui faire effleurer le pharynx.

Rien de plus démonstratif et de plus instructif à cet égard que les tentatives de Passavant (de Francfort-sur-le-Mein) il y a près de trente ans (1). Ce chirurgien crut faire disparaître le nasonnement en suturant le voile du palais avec la paroi postérieure du pharynx. L'expérience de ce qui se passe au point de vue orthophonique dans les adhérences pathologiques du voile du palais avec le pharynx démontre la fausseté de cette théorie.

---

(1) Sur les moyens de faire disparaître le nasonnement de la voix dans les fissures congénitales des portions osseuses et membraneuses de la voûte palatine. (In *Archives générales de médecine*, janvier 1865, p. 55, 1).

Je sais bien que les partisans de la prothèse ne vont pas aussi loin, mais ils prétendent être seuls capables de donner un voile du palais assez long pour pouvoir parler convenablement. Que la prothèse arrive à donner quelquefois un palais mathématiquement plus long que l'autoplastie, c'est exact ; mais que ce supplément de longueur ait pour conséquence de supprimer le nasonnement, c'est ce que je conteste absolument. J'ai vu, en effet, quelques appareils dans lesquels, au lieu de se rapprocher le plus possible de l'état normal, on avait fait, intentionnellement, un voile du palais avec une très faible pente antéro-postérieure et se terminant par une longue et large luette artificielle en forme de cuiller, s'avançant aussi loin que possible dans le pharynx, afin de ramener, disait-on, dans la bouche, la plus grande quantité d'air.

Au point de vue théorique, c'était parfait, mais l'appareil, une fois en place, n'était pas toléré. Les bords de cette large luette frôlaient plus ou moins les piliers et le pharynx, surtout dans les mouvements de déglutition, et, après en avoir rogné tous les jours un peu, il fallait absolument la supprimer aux trois quarts et la ramener à des dimensions à peu près normales pour rendre la pièce supportable au patient.

Enfin, tout le monde comprend qu'un voile du palais artificiel, constitué avec le caoutchouc même le plus souple, est très loin de présenter le même avantage qu'un voile du palais *vivant*, même plus court, mais qui est mobile et s'élève ou s'abaisse à volonté suivant les besoins de la phonation.

Donc, il n'y a pas de doute possible ; dans tous les cas où le parallèle peut être fait, la prothèse ne donne pas de meilleurs résultats orthophoniques ultérieurs que l'opération chirurgicale, et, pour les raisons que je viens de donner, l'opération doit être préférée toutes les fois qu'elle est possible et qu'elle est acceptée.

Mais, quelles que soient les critiques que j'ai adressées à la prothèse, il ne faudrait pas croire que j'en suis un adversaire déclaré et quand même. Je suis convaincu, au contraire, que, dans les conditions indiquées par Trélat, — conditions qui se présentent très fréquemment, — la prothèse a un champ d'application considérable pour remplir les indications où ce palliatif s'impose. Il est juste également de reconnaître qu'entre les mains d'un certain nombre de très habiles praticiens, cette branche spéciale de la prothèse a fait, dans ces dernières années, des progrès considérables et qu'elle rend des services signalés.

Avant de quitter le terrain de la chirurgie, il me reste à examiner un point fort important : c'est celui de savoir à quel âge il est préférable de faire l'autoplastie.

Je sais bien que le chirurgien n'est pas toujours libre de choisir le moment le plus favorable. On lui demande l'opération pour laquelle on a souvent entrepris un long et coûteux voyage, le sujet est dans des conditions opératoires possibles ; le chirurgien est donc en quelque sorte obligé d'opérer, sachant bien qu'il ne peut dire au malade, avec quelque chance d'être écouté : « Revenez dans quelques années. »

Mais, toutes les fois que le chirurgien a le choix de l'heure et du moment favorable, il fera bien d'attendre, s'il s'agit d'un enfant, que le sujet ait de huit à dix ans au moins, ainsi que le voulait Trélat. Je suis d'autant plus à mon aise pour fixer, approximativement bien entendu, l'âge favorable pour l'opération, que les raisons chirurgicales et orthophoniques concordent absolument.

Il est certain que l'opération ne présente aucun danger, mais que ses chances de succès sont plus grandes lorsque l'enfant, d'une part, aura une certaine dose de résistance au traumatisme chirurgical, et, d'autre part, qu'il sera assez raisonnable pour seconder le chirurgien, afin de ne pas briser les sutures par des mouvements inconsidérés. Et, puisqu'il n'y a pas de péril en la demeure, pourquoi ne pas attendre ce moment ? Enfin, et surtout au point de vue de l'éducation fructueuse post-opératoire du langage, qui est très laborieuse, exige de la bonne volonté, de l'intelligence et de l'attention, toutes choses qui ne vont pas sans de nombreux efforts qu'il est matériellement impossible de demander à des enfants qui n'ont pas au moins huit ou dix ans.

Mais, dira-t-on, tout en admettant les avantages de l'opération entre huit et dix ans, y a-t-il des inconvénients sérieux à opérer avant cet âge ?

Oui, il y a des inconvénients, et les voici. Lorsqu'un sujet vient d'être opéré, il se trouve, cela va sans dire, dans des conditions phonétiques différentes qui font que, malgré lui, et sans même qu'une éducation méthodique intervienne, il cherche à adapter les organes d'articulation, la langue, les lèvres, aux conditions nouvelles de son palais.

Si c'est un enfant trop jeune pour être éduqué et guidé, il prendra fatalement de mauvaises habitudes d'articulation ; il ne profitera donc pas du bénéfice de la restauration palatine. Et ce qu'il y a de plus fâcheux, c'est qu'il y a une grande chance pour qu'il n'en profite jamais. En effet, la famille, découragée par l'impuissance de l'opération, au point de vue de l'amélioration de la parole, ne se décidera pas à entreprendre une éducation orthophonique, même à un âge propice, dans la crainte d'une nouvelle déception.

De là un injuste discrédit sur une opération excellente en soi. Et le découragement va si loin, quelquefois, que je pourrais citer des cas où les palais restaurés ont été fendus à nouveau pour placer des appareils prothétiques avant de tenter une éducation vocale qu'on croyait, à tort, être impossible après la staphylorrhaphie.

On voit donc qu'il y a de sérieux inconvénients à opérer trop jeune, parce que, ne pouvant donner satisfaction à l'amélioration tant souhaitée du langage, on fait, d'une opération parfaitement réussie chirurgicalement, une opération complètement manquée dans son but final, qui est la restitution d'une parole compréhensible pour tout le monde.

PERFORATIONS ACQUISES

Les perforations acquises sont le plus souvent le résultat d'une blessure par arme à feu ou d'une lésion diathésique : syphilis, scrofule, etc. Dans ce cas, le trouble phonateur est bien différent. Au lieu d'un langage inarticulé incompréhensible, on ne constate qu'un nasonnement plus ou moins marqué qui disparaît lorsque la perforation est bouchée. C'est ainsi, du moins, que les choses se passent dans la très grande majorité des cas. Et cela parce que, généralement, l'opération suit d'assez près la création de la fissure et que le malade n'a pas le temps de prendre de mauvaises habitudes.

Mais, lorsque la restauration se fait attendre longtemps, pour une cause quelconque, il peut arriver que le nasonnement persiste plus ou moins, même après l'opération, surtout si la lésion syphilitique a fait des ravages dans les fosses nasales. C'est ce que j'ai constaté chez un malade très intéressant que M. le professeur Le Dentu a bien voulu m'adresser, et dont l'observation mérite d'être rapportée succinctement.

Il s'agissait d'un homme d'une trentaine d'années, chez lequel, six ans après avoir contracté la syphilis, une gomme apparaissait sur le voile et le perforait bientôt. Obligé, par sa profession, de parler beaucoup à haute voix, il faisait de grands efforts pour se faire entendre. L'articulation n'était pas trop mauvaise, mais la voix était accompagnée d'un nasonnement considérable qui donnait au malade des bourdonnements d'oreilles. Le voile du palais fut restauré par M. Le Dentu, dans d'excellentes conditions.

L'opération une fois exécutée, la parole fut considérablement améliorée, *ipso facto*, et les bourdonnements disparurent complètement ; mais la voix était toujours un peu nasonnée, sourde, étouffée, et le malade avait encore la sensation qu'il parlait en dedans et du nez. Le malade était capable d'éteindre une bougie en soufflant par la bouche à une longueur de bras. Néanmoins, lorsqu'il avait lu ou parlé quelques courts instants, il se sentait fatigué. Il fallut recommencer une éducation de la respiration, au point de vue de la parole, pour rendre à ce malade une prononciation régulière et normale. Et j'attribue, dans ce cas, l'obligation de compléter l'opération chirurgicale par des exercices phonateurs à ce fait que la béance vélaire avait persisté pendant longtemps, et qu'en raison de ses obligations professionnelles le malade avait fait des efforts pour pouvoir parler à très haute voix avec une voûte du palais défectueuse.

BUT ET PRONOSTIC DE L'ÉDUCATION ORTHOPHONIQUE

J'arrive maintenant aux résultats de l'éducation de la parole dans les fissures congénitales.

Que pense-t-on obtenir, et quelle est la méthode à suivre ?

Les personnes atteintes de divisions palatines se font trop souvent les plus grandes illusions sur la valeur des ressources thérapeutiques que nous pouvons mettre à leur disposition.

Les unes pensent que, le lendemain de l'opération, elles parleront parfaitement. D'autres accordent que l'opération doit être suivie de quelques exercices de prononciation, mais qu'au bout de peu de temps elles parleront *comme tout le monde.* J'estime que nous avons non seulement le devoir, mais encore le plus grand intérêt à dissiper ces illusions, et que nous devons dire la triste vérité tout entière au malade, sous peine de nous exposer à des récriminations ultérieures d'autant plus amères qu'il y aura toujours quelqu'un pour les raviver.

Pour ma part, voici quelle est la règle de conduite que je me suis imposée, et je ne crains pas d'entrer ici dans des détails qui paraîtront peut-être puérils, mais dont l'expérience m'a montré l'absolue nécessité.

Pour les motifs que j'ai indiqués, et suivant les cas, je recommande ou un appareil prothétique ou l'opération. Je fais remarquer au malade que c'est la première partie du traitement et que l'opération ou la prothèse n'ont pas pour but de restituer, *ipso facto*, une parole compréhensible, mais de permettre une éducation orthophonique ultérieure, qui en est le complément indispensable.

Pour beaucoup de malades, c'est déjà une première désillusion que cette simple indication de la marche du traitement. Beaucoup, en effet, sont tentés de voir, dans l'autoplastie palatine, une opération analogue à une suture quelconque, qui, une fois la convalescence effectuée, permet la reprise de toutes les prérogatives de l'organe suturé. Ils croient, ainsi que je le disais tout à l'heure, et suivant leur propre expression, que, le lendemain de l'opération, le malade parlera *comme tout le monde*. Il est donc très important de les détromper.

Quant au résultat de l'éducation orthophonique post-opératoire, j'insiste très longuement auprès du malade sur ce qu'il doit en attendre. Je lui dis très nettement : « Je me charge de vous apprendre à prononcer clairement et distinctement toutes les voyelles, toutes les consonnes ; je vous donnerai un langage aisément compréhensible, mais je n'espère pas faire disparaître entièrement le nasonnement ; il diminuera considérablement d'intensité, mais vous parlerez toujours un peu du nez. En un mot, vous ne parlerez jamais *comme tout le monde*. »

Cette franchise de langage est un rude coup porté aux illusions du malade et de sa famille. Mais je dois dire que, lorsque tout le monde est remis de cette émotion, non seulement on ne m'en a jamais su mauvais gré, mais encore plus d'un hésitant qui était venu me consulter, « par acquit de conscience, pour savoir ce que je dirais », et qui était parfaitement décidé à ne rien faire, est sorti de mon cabinet très résolu à suivre le double traitement : chirurgical ou prothétique, d'abord, et orthophonique ensuite. Du moment qu'il savait exactement à quoi s'en tenir, et qu'il n'avait plus à redouter de désillusions ou les sarcasmes des parents ou des amis, son parti était vite pris.

Dans une très intéressante communication faite par Trélat en 1884, à l'Académie de médecine (1), nous lisons ce qui suit : « J'opérai à la Charité, il y a huit ou neuf ans, un jeune berger cévenol et protestant âgé de quinze ans. Quoique son langage fût très mauvais, il était intelligent et résolu. *Le pauvre enfant s'était imaginé que j'allais lui rendre une parole absolument normale.* Je lui fis une série d'opérations plastiques fort bien conduites et suivies d'un résultat irréprochable. Mais, la première fois que je lui permis de parler, ses traits prirent l'expression de la stupeur. La parole gardait son caractère fortement nasonné et ses défectuosités d'articulation. Le soir même, l'enfant quittait l'hôpital et, contre les projets dont on nous avait fait part, retournait dans ses montagnes pour y reprendre sa solitude et son silence de berger. C'est seulement au bout de quatre à cinq ans qu'il commença à essayer de parler. »

Roux parle également, dans ses *Lettres sur la staphylorrhaphie*, d'un jeune homme qui resta

(1) Séance du 23 décembre 1884, p. 1778.

volontairement muet pendant trois ans, après avoir subi cette opération.

On voit jusqu'où peut aller le découragement, et il serait facile d'allonger la liste de ces désillusionnés de l'opération, faute de les avoir prévenus à l'avance de ce qu'on pouvait obtenir.

Donc, point de désillusions pour le malade, point de récriminations ultérieures pour le médecin, tel est le résultat de la conduite franche et loyale que, pour de multiples raisons, nous devons tenir.

Ces considérations extra-scientifiques, mais très importantes cependant au point de vue professionnel, une fois exposées, quels conseils faut-il donner au point de vue d'un programme de traitement orthophonique?

Dans une communication à l'Académie dont j'ai déjà parlé et qui est très importante, car elle résume son expérience chirurgicale sur le point spécial qui nous occupe, Trélat dit que non seulement il faut que l'opération soit suivie, mais encore précédée d'une éducation phonétique régulière. « Il faut, dit-il, soumettre les futurs opérés à une éducation attentive, depuis le moment où ils essayent leurs premiers mots jusqu'à l'opération, et reprendre ensuite l'éducation post-opératoire. C'est le moyen assuré d'éviter les déceptions et de hâter le moment de la guérison fonctionnelle (1). »

Je crois que Trélat est allé trop loin en voulant

(1) L. C., p. 1786.

imposer une éducation phonétique attentive depuis le moment où l'enfant essaye ses premiers mots jusqu'au jour de l'opération. Si l'on considère tout ce qu'une semblable éducation exige de persévérance, de volonté, de patience, on comprendra combien on a peu de chance de l'obtenir. J'ajoute que tant de peine et de fermeté seraient récompensées par de si faibles résultats, que véritablement il est difficile de faire de cette recommandation un des articles du *curriculum vitæ* du futur opéré. « Que de malades pour lesquels une éducation pré-opératoire, qui doit être continuée durant des années, restera à l'état de vaine et stérile recommandation ! » dit avec raison le très compétent Dr J. Ehrman, de Mulhouse (1).

Je n'ai jamais entrepris un pareil travail, et j'avoue que je ne suis guère disposé à l'entreprendre; mais il y a quelque vingt ans, sur les instances de mon maître, M. Dolbeau, j'ai donné des leçons à une fillette de neuf ans, au voile du palais légèrement fendu, quelques mois avant qu'elle ne fût opérée. Bien que j'eusse affaire à une enfant intelligente et docile, et que mes efforts eussent été secondés par les soins d'une mère attentive, nous ne sommes arrivés qu'à des résultats qui n'étaient certainement pas en rapport avec la peine que nous avions prise. J'ajoute que notre labeur fut en partie perdu, car, la staphylorrhaphie une fois faite, il

(1) *Des opérations plastiques sur le palais*, 1869, p. 33.

fallut faire une éducation presque aussi complète qu'avant l'opération.

Donc, pour ma part, je ne suis pas partisan d'une éducation pré-opératoire, en raison de l'inefficacité et de l'aridité d'une semblable besogne. Je borne ma tâche à l'éducation post-opératoire, et je trouve qu'elle est déjà suffisamment lourde, sans vouloir la compliquer encore à plaisir. Il va sans dire que l'éducation ne peut être entreprise que lorsque la restauration palatine est complète et qu'il n'y a pas le moindre pertuis faisant communiquer la bouche avec le nez.

MÉTHODE ORTHOPHONIQUE A SUIVRE

Il est donc parfaitement entendu que l'opération doit être suivie d'une éducation vocale.

Mais en quoi consiste-t-elle ?

Doit-on se contenter de recommander au sujet de s'exercer un peu, chaque jour, à la lecture à haute voix ?

Je suis absolument convaincu qu'une semblable éducation donnerait des résultats aussi lents et aussi incomplets que si l'on disait à un enfant qui veut apprendre le piano : « Exercez-vous tous les jours à jouer des morceaux. » L'apprenti musicien n'apprendra rien s'il n'exerce ses doigts en faisant des gammes, et l'opéré perdra son temps s'il ne commence son éducation vocale par les éléments de la parole : voyelles d'abord, consonnes ensuite ; c'est la base indispensable de l'éducation.

L'éducation d'un staphylorrhaphié ne doit donc pas être laissée au hasard, si l'on veut tirer tout le parti possible de l'opération en vue de la restitution d'un langage satisfaisant. « Les efforts et la constance de l'opéré, la direction à laquelle il est soumis, jouent le rôle le plus indispensable », dit excellemment M. Lannelongue (1).

J'ai déjà dit que le trouble du langage porte à la fois sur la voix et sur la prononciation ; il est constitué : 1° par un nasonnement plus ou moins accentué ; 2° par une inarticulation des voyelles et des consonnes.

Quelques explications à ce sujet me paraissent indispensables. Une voix est agréable à entendre, lorsqu'elle a un timbre clair, sonnant. On sait quelles conditions doivent remplir les organes pour atteindre ce résultat. Il faut que le son laryngien vienne se renforcer dans des cavités de résonnance bien constituées où le courant d'air se distribue suivant les nécessités de la phonation. Dans les fissures palatines, même restaurées, les lésions organiques bouleversent cette harmonie dans la distribution du courant d'air.

A l'état normal, le pharynx a un aspect urséoliforme très marqué, tandis que, dans les fissures

---

(1) *Affections congénitales*, par Lannelongue et Ménard, t. I, p. 401.

palatines, par suite de l'absence de la voûte ou du voile du palais, il se présente avec une disposition en forme d'entonnoir dont la large ouverture déverse dans les fosses nasales le courant d'air expiré.

Ajoutez à cela, comme je l'ai déjà dit, que les dimensions des fosses nasales et du pharynx buccal et nasal sont le plus souvent très exagérées.

C'est à cet ensemble de défectuosités organiques qu'est dû le nasonnement.

Lorsque le courant d'air expiré arrive dans la région sus-laryngienne, il s'engouffre pour la plus grande partie dans les fosses nasales, élargies, déformées, asymétriques, et ce n'est qu'au prix de grands efforts que le sujet peut, avec la petite quantité d'air qu'il a dans la bouche, parvenir à articuler plus ou moins mal les syllabes.

On le voit contracter les ailes du nez pour tâcher de fermer le plus possible les fosses nasales et souffler par la bouche. Dans certains cas, chaque fois qu'il y avait effort pour prononcer, j'ai vu se produire un mouvement brusque d'élévation du pharynx qui donnait naissance à un bourrelet situé dans le prolongement de la voûte du palais au niveau de l'arc antérieur de l'atlas, ou du trousseau fibreux qui recouvre la face inférieure de l'apophyse basilaire.

Le sujet lutte continuellement contre cette déperdition de souffle qui l'empêche de soutenir un son, et qui l'oblige en quelque sorte à faire le simulacre d'articulation à vide puisqu'il n'a pas la quantité d'air suffisante dans la bouche.

Mais ce n'est pas le nasonnement, quelque accentué qu'il soit, qui rend la parole incompréhensible. Cette impossibilité où l'on se trouve de pouvoir suivre la plus petite conversation vient surtout de l'absence d'articulation de presque toutes les consonnes et même de quelques voyelles. Il ne surnage guère ordinairement, au milieu de cette cacophonie inextricable, que les articulations M et N. Quelquefois on a l'illusion que certaines autres consonnes, comme V, F, sont à peu près prononcées. Il n'en est rien. Cela tient à ce que la parole est accompagnée d'une soufflerie nasale qui donne le change sur la nature des sons émis et simule plus ou moins mal ces consonnes.

Il faut donc faire l'éducation individuelle de chaque consonne et même j'ajoute de la plupart des voyelles, car il est rare que toutes soient prononcées d'une manière satisfaisante. C'est même par l'étude des voyelles qu'il faut commencer. L'élève, tout en essayant de perfectionner l'émission des sons, aura le temps de s'habituer aux exercices phoniques et de se rendre compte des mouvements de sa langue et de ses lèvres.

Il faudra en profiter pour exercer méthodiquement la respiration. Il faudra parvenir à diriger la plus grande partie du son dans la bouche et non dans les fosses nasales. Bien guidé, le malade arrivera en quelques semaines à prononcer des voyelles assez pures pour que A ne se confonde pas avec AN et IN, avec UN, etc. Puis on abordera enfin l'étude des consonnes pour lesquelles le mécanisme détaillé de chacune d'elles devra être expliqué et surtout démontré pratiquement. C'est alors qu'on aura l'occasion de mettre à profit l'éducation de la respiration et de la pose de la voix. C'est un travail de tâtonnement, d'attention, pour lequel professeur et élève devront faire large provision de patience, car il durera de six semaines à deux mois à raison de plusieurs heures par jour.

Sous l'influence d'une éducation *méthodique* bien conduite, le malade arrivera à prononcer très nettement, très clairement, les consonnes, y compris les explosives B, P, D, T, G, K.

Lorsque le sujet sera rompu aux difficultés du mécanisme de la prononciation de chaque consonne, il faudra l'exercer à la lecture, à la conversation, à la récitation, et il sera bon de l'inviter à garder sinon un silence absolu, du moins à parler le moins possible pendant tout le temps de la durée de cet apprentissage de la parole, jusqu'à ce que son langage ait acquis une sûreté d'articulation suffisante.

Telles sont les règles générales qui doivent présider à l'éducation vocale d'un opéré de fissure palatine. Et, pour ma part, sur plus de 30 malades qui m'ont été adressés par nombre de chirurgiens de Paris et de province et même de l'étranger, je n'ai obtenu que des succès en suivant rigoureusement la méthode dont je viens d'esquisser les grandes lignes.

Et je tiens pour certain que, si cette éducation

était toujours entreprise méthodiquement et sérieusement par un professeur compétent, au lieu d'être laissée le plus souvent aux hasards de la surveillance maternelle ou à l'imagination de maîtres sans expérience dans cette matière très spéciale, les opérations palatines jouiraient, non seulement dans les familles, mais encore dans le monde médical, d'une plus grande confiance, et qu'elles seraient appréciées à leur juste valeur.

L'inconstance des résultats fonctionnels, qui arrête encore aujourd'hui nombre de chirurgiens, vient de ce qu'on n'a pas attaché jusqu'ici toute l'importance qu'il mérite au traitement post-opératoire. Il n'était peut-être pas mauvais d'insister sur ce point.

Puissé-je avoir persuadé les chirurgiens qu'ils ne doivent pas se désintéresser de cette partie complémentaire indispensable de leur opération, et que, pour le malade, le changement dans la forme du palais ne compte pour rien tant que l'amélioration du langage n'est pas obtenue.

FIN

TABLE DES MATIÈRES

Première partie. — Généralités.

Deuxième partie. — Bégaiement.

Troisième partie. — Blésité.

Quatrième partie. — Fissures palatines.

Lille, imp. LE BIGOT Frères.

DESACIDIFIE
À SABLÉ : 1994

www.ingramcontent.com/pod-product-compliance
Ingram Content Group UK Ltd.
Pitfield, Milton Keynes, MK11 3LW, UK
UKHW012228240726
13966UKWH00003B/1007

9 782011 946973